Tanja Stuhl

Primary Nursing in der stationären Altenpflege

Tanja Stuhl

Primary Nursing in der stationären Altenpflege

schlütersche

Bibliografische Information Der Deutschen Bibliothek
Die Deutsche Bibliothek verzeichnet diese Publikation in der Deutschen Nationalbibliografie; detaillierte bibliografische Daten sind im Internet über http://dnb.ddb.de abrufbar.

ISBN 3-89993-156-4

Die Autorin:

tanjastuhl@gmx.de

Tanja Stuhl ist Krankenschwester und Diplompflegewirtin. Sie arbeitet zurzeit als stellvertretende Pflegedienstleitung in einem Altenpflegezentrum.

Satz: PER Medien+Marketing GmbH, Braunschweig
Druck und Bindung: Druck Thiebes GmbH, Hagen

Inhalt

Einleitung

Während meines berufspraktischen Semesters in einem Mannheimer Unternehmen mit vier Pflegeheimen und einem ambulanten Pflegedienst machte ich mir Gedanken über die Implementierung von Primary Nursing in der Altenpflege.

Dabei stellte ich fest, dass es über Primary Nursing bislang nur Veröffentlichungen für andere Bereichen gibt, wie z. B. Krankenhäuser, Psychiatrien und ambulante Pflegedienste. Primary Nursing in Alten- und Pflegeheimen wurde nicht behandelt. Doch meines Erachtens ist dies wichtig, sowohl für Bewohner[1] als auch für Mitarbeiter.

Gerade in der Altenpflege ist es notwendig, eine gute Beziehung zwischen Bewohnern und Pflegenden aufzubauen, da die Bewohner dauerhaft in den Heimen wohnen. Aus diesem Grund habe ich mich mit dem Thema »Primary Nursing in Alten- und Pflegeheimen« empirisch beschäftigt.

So gebe ich im Folgenden einen Überblick über die Arbeitsbelastung in der Altenpflege und erkläre den Unterschied zwischen Funktions- und Bereichspflege sowie Primary Nursing. Im zweiten Teil stelle ich die empirische Vorgehensweise dar, die im Hauptteil umgesetzt wird. Nach der Datenauswertung werden die Ergebnisse diskutiert und es wird ein Ausblick zum Thema gegeben. Dann wird ein Fazit aus der Forschung gezogen.

1 Aufgrund der besseren Lesbarkeit wird auf die jeweilige Unterscheidung der männlichen und weiblichen Ansprache im Text verzichtet. Es sind immer beide Geschlechter gleichbedeutend gemeint.

Teil 1
Literaturrecherche

1 Arbeitsbelastung in der Altenpflege

In der Altenpflege gibt es einige Konflikte, die durch *Kruse* und *Schmitt* (1999, S. 155 ff.) eingehend untersucht wurden. Zu diesen Konflikten gehört die Forderung nach ganzheitlicher Betreuung und Versorgung sowie den in der Ausbildung vermittelten Kenntnissen der alltäglichen Arbeit im Heim. In dem häufig beschriebenen Phänomen des »Burn-out-Syndroms«, das vor allem durch emotionale Erschöpfung, emotionale Distanzierung von den Betreuten und nachlassendes berufliches Engagement hervorgerufen wird, werden diese Diskrepanzen deutlich.

Das Konfliktpotenzial seitens der Bewohner und des Pflegepersonals wurde in zwei Forschungsprojekten durch ein halbstrukturiertes Interview erfasst. Die Versuchspersonen sollten dabei die in der gegenwärtigen Lebenssituation erlebten Belastungen spontan schildern.

1.1 Erlebte Belastung der Heimbewohner[2]

Die erlebten Belastungen wurden in fünf Kategorien eingeteilt:

1. Belastung im Umgang mit anderen Bewohnern:
   - Wenige Kontakte zu den Mitbewohnern
   - Konflikt mit anderen Bewohnern
2. Belastung im Umgang mit Mitarbeitern:
   - Mangelndes Interesse und Engagement für die individuellen Bedürfnisse der Heimbewohner
   - Einstellung der Mitarbeiter zur Altenpflege (Berufsauffassung)
   - Mitarbeiter, die als überfordert erlebt werden
   - Zu wenig Mitarbeiter
   - Unfreundliche Mitarbeiter
   - Mangelnde Wahrung der Privat- und Intimsphäre
   - Zu geringe Berücksichtigung der seelischen Bedürfnisse
   - Angst vor Abhängigkeit und hilflosem Ausgeliefertsein
   - Fehlende Qualifikation der Mitarbeiter
   - Häufiger Wechsel der Mitarbeiter
3. Belastung im Umgang mit Angehörigen

2 Nur Berücksichtigung von Belastungen, die aus Sicht der Autorin für diese Studie relevant sind.

4. Belastungen, die mit der Einrichtung zusammenhängen
   - Tagesstrukturierung
   - Heimeinzug
   - Monotonie
   - Massenbetrieb
5. Belastungen, die mit dem Älterwerden zusammenhängen

(vgl. *Kruse; Schmitt* 1999, S. 158)

1.2 Erlebte Belastung der Mitarbeiter in Heimen[3]

Die erlebten Belastungen der Mitarbeiter wurden ebenfalls in Kategorien eingeteilt:

1. Belastungen, die mit der gesellschaftlichen Anerkennung des Berufs zu tun haben
2. Belastungen durch die Pflegetätigkeit:
   - Gefühl der Überforderung
   - Konflikt zwischen den eigenen Ansprüchen und dem Machbaren
   - Physische Belastung
3. Belastungen im Umgang mit Bewohnern:
   - Erwartung an die Versorgung der Bewohner, die nicht eingelöst werden können
   - Konfrontation mit Tod und Sterben
   - Schwierigkeiten im persönlichen Kontakt
   - Unsicherheit im Umgang mit verwirrten und depressiven Bewohnern
   - Schwierigkeiten, Bewohner zu motivieren und aktivieren
   - Wenig Erfolgserlebnisse
4. Belastungen im Umgang mit Mitarbeitern:
   - Unterschiedliche Auffassungen von angemessener Altenpflege, unzureichende Berufsauffassung
   - Fehlzeiten
   - Schwierigkeiten im persönlichen Kontakt/Antipathie
5. Belastungen im Umgang mit Angehörigen der Bewohner:
   - Erwartungen an die Versorgung der Bewohner, die nicht eingelöst werden können
   - Desinteresse
   - Aggressionen
   - Ungeduld
   - Jammern

[3] Nur Berücksichtigung von Belastungen, die aus Sicht der Autorin für diese Studie relevant sind.

6. Belastungen im privaten Bereich, die auf die berufliche Tätigkeit zurückgeführt werden
7. Belastungen, die mit der Einrichtung zusammenhängen

(vgl. *Kruse; Schmitt* 1999, S. 159)

1.2.1 Alltägliche Diskrepanz zwischen Berufsbild und Berufspraxis

Mitarbeiter in der Altenpflege werden durch Personalknappheit und Überforderung in ihrer beruflichen Tätigkeit ständig mit einer Diskrepanz zwischen ihrem eigenem Berufsbild und der Berufspraxis konfrontiert. Dies wirkt sich auf Dauer negativ auf das eigene Selbstwertgefühl aus, denn eine Selbstverwirklichung im Beruf wird durch ungünstige Rahmenbedingungen erheblich vermindert oder erschwert. *Kruse* und *Schmitt* sehen dabei drei Wege, auf denen die Mitarbeiter zu einem persönlich zufrieden stellenden Beruf kommen können:

1. Den Ausstieg aus dem Beruf
2. Eine selbstwertdienliche Attribution[4] im Sinne einer Neudefinition beruflicher Anforderungen
3. Ein verstärktes Bemühen um die Realisierung eigener Ansprüche an den Altenpflegeberuf

(vgl. *Kruse; Schmitt* 1999, S. 160)

1.2.2 Diskrepanz zwischen Ausbildungsinhalten und beruflichen Anforderungen

Angesichts der Belastungen seitens der Mitarbeiter ist von drei weiteren Konflikten auszugehen:

- Konfrontation mit Tod und Sterben
- Unsicherheit im Umgang mit verwirrten und depressiven Heimbewohnern und
- Schwierigkeit, Bewohner zu motivieren und zu aktivieren

Die aufgeführten Punkte sprechen für eine Diskrepanz zwischen Ausbildungsinhalten und beruflichen Anforderungen, die eine Art »Praxisschock« zur Folge haben. Diesen Belastungen wird in der Praxis jedoch meist nicht adäquat begegnet, z. B. mit Supervision oder Fort- und Weiterbildungen. Das Gefühl von Kontrollverlust durch die hohe zeitliche Beanspruchung und die unzureichende Planungsmöglichkeit kann zur Folge haben, dass ein reduziertes persönliches Engagement und eine veränderte Berufseinstellung der Mitarbeiter auftreten. (vgl. *Kruse; Schmitt* 1999, S. 161)

---

4 *»Definition: Zuschreibung; Prozess, durch den einem Verhalten, Handlungsresultat oder einer Emotion ein Motiv oder eine Ursache zugeschrieben wird. Bei der internen A. werden Ursache oder Motiv auf die eigene Person, bei der externen A. auf die Umwelt zurückgeführt.«* (Hildebrand 1998, S. 146)

1.3 Forderungen für die Gestaltung der Altenpflegetätigkeit

Aus den dargestellten Konfliktsituationen in Alten- und Altenpflegeheimen ergeben sich nach *Kruse* und *Schmitt* (1999, S. 165 ff.) folgende Konsequenzen:

- Erhöhung des Personalschlüssels
- Veränderung in der Arbeitsorganisation
- Maßnahmen zur Verbesserung des Arbeitsklimas
- Verbesserung des Fortbildungs-, Supervisions- und Ausbildungsangebots
- Verbesserungen im Bereich der Förderung, Aktivierung und Rehabilitation

2 Pflegeorganisationssysteme

2.1 Funktionspflege

Bei der Funktionspflege werden die Arbeiten aus Gründen der Zweckmäßigkeit funktionell eingeteilt. Das bedeutet, dass jede Pflegende die Verantwortung für eine einzelne Tätigkeit oder eine Gruppe von Tätigkeiten, gemäß ihren Fähigkeiten und Fertigkeiten, übernimmt. Der Bewohner wird nicht als ganzheitlich wahrgenommen. Die umfassende Rechenschaftspflicht für die Qualität der Pflege, die ein Bewohner erfährt und die damit einhergehende Autorität und Autonomie bei Entscheidungen liegen bei der Wohnbereichsleitung. Rechenschaftspflicht und Autorität hat die einzelne Pflegende hauptsächlich für die ihr zugeteilten Aufgaben.

Die Kontinuität der Pflege ist nur in dem Sinne vorhanden, dass eine Pflegende mehrere verschiedene Tätigkeiten für den gleichen Bewohner übernimmt. Ansonsten steht die Funktionspflege für ein hohes Maß an Fragmentierung und Diskontinuität.

Die Pflegeplanung wird von der Wohnbereichsleitung bzw. der Schichtleitung durchgeführt. Die direkte Pflege wird dann an eine Pflegeperson mit angemessenen Fähigkeiten delegiert. Die Wohnbereichsleitung führt gegebenenfalls einige Tätigkeiten durch, die ihr Fachwissen erfordern und traditionell einen hohen Status haben, wie z. B. das Verabreichen von Medikamenten. Pflegeplanung und Pflegedurchführung sind daher separate Aktivitäten.

Dadurch entsteht eine Distanz zwischen Bewohner, Pflegenden und Pflegeplanendem. Die Bewohner bleiben passiv und sind nicht in der Lage, an ihrer Pflege mitzuwirken oder sie zu kontrollieren.

Der Bewohner steht einer großen Zahl von Pflegenden gegenüber, von denen jede einzelne mit einem speziellen Aspekt der Pflege betraut ist. Die Pflegenden befinden sich aufgrund dieser Arbeitsorganisation in einer Situation, in der sie tätig werden müssen, ohne genauere Informationen über den einzelnen Bewohner und ein Bewusstsein für dessen umfassende Bedürfnisse zu besitzen. Wünsche oder Bedürfnisse von Bewohnern können so als Unterbrechung wichtiger Arbeitsschritte gesehen werden.

Die Kommunikation von Pflegeperson zu Pflegeperson, von Schicht zu Schicht und von Pflegeperson zum multidisziplinären Team findet innerhalb dieser Statushierarchie statt. Dies ist ein langwieriger Vorgang, in dem die Informationen auf dem Weg durch die Hierarchiestufen variierenden Interpretationen ausgesetzt ist. (vgl. *Ersser; Tutton* 2000, S. 12 f.)

2.2 Gruppenpflege[5]

Bei der Gruppenpflege wird eine Gruppe von Bewohnern einer Gruppe von Pflegenden zugeteilt, ausgewählt zumeist nach Zimmerfluchten. Über die Zahl der Pflegenden und Bewohner sowie über die Dauer der Zuteilung werden keine Angaben gemacht. Die Arbeitsübertragung kann tätigkeitsorientiert oder bewohnerzentriert sein, aber auch eine Mischform darstellen.

Die Schlüsselperson für einzelne Bewohner ist die Gruppenleitung. Sie ist eine professionelle Pflegeperson, die jene Pflichten und Verantwortung übernimmt, die ihr von der Wohnbereichsleitung übertragen werden. Die Pflegende ist während ihres Dienstes für alle zu verrichtenden Maßnahmen am Bewohner zuständig. Die Verantwortung wird nach der Schicht an den darauf folgenden Dienst übergeben, bezieht sich also auf die Zeit der Anwesenheit der zuständigen Pflegenden. Die Pflegeperson handelt bei der Gruppenpflege gesamtverantwortlich, d. h., die Ausübung von Verantwortung, Autorität, Autonomie und Rechenschaftspflicht zur Gewährleistung der Qualität der Pflege liegt bei der Gruppenleitung. Sie ist dafür verantwortlich, dass die Fertigkeiten der Gruppenmitglieder gemäß dem Pflegebedarf des Bewohners eingesetzt und die Kontinuität der Pflege gewährleistet wird.

Alle zur Gruppe Gehörenden sind bestrebt, die von ihr versorgten Bewohner kennen zu lernen und einen Beitrag zur Pflegeplanung zu leisten, damit alle Bewohner von den vereinten Pflegefertigkeiten der Gruppenmitglieder profitieren.

Ist die Gruppe dem Bewohner für einen Teil seines Aufenthaltes zugeordnet, so wird die Gesamtverantwortung für die Qualität der Pflege fragmentiert. Die Verantwortung für die Qualität der Pflege bleibt teilweise bei der Wohnbereichsleitung, die bei Gruppenwechsel häufig für die Kontinuität sorgen muss. Die kontinuierliche Pflege wird auch bei der Dienstplanung nicht berücksichtigt.

Ein weiteres Problem dieses Pflegesystems liegt darin, dass die Pflegenden alle gleichberechtigt sind und daher die genaue Zuständigkeit für Bewohner und die Dokumentation von deren Pflege nicht ersichtlich ist. Das kann zur Folge haben, dass sich niemand umfassend für die Pflegequalität verantwortlich fühlt.

---

[5] Synonym: Bereichspflege.

Die Pflegenden haben Gelegenheit, die individuellen Bedürfnisse ihrer Bewohner zu erfassen und Beziehungen herzustellen, da bestimmte Gruppen von Pflegenden während einer bestimmten Zeitspanne für eine bestimmte Gruppe von Bewohnern zuständig sind. Bei der Gruppenpflege trägt die Gruppenleitung die Verantwortung für die Pflegeplanung, führt aber nicht unbedingt die direkte Pflege durch.

Die Pflegearbeit wird unter den Gruppenmitgliedern je nach individueller Kompetenz aufgeteilt. Die Kommunikationsmuster von Gruppenpflege sind komplex. Bei der Gruppenpflege werden alle Zustandsveränderungen des Bewohners der Gruppenleitung mitgeteilt, die die angemessene Vorgehensweise festlegt. (vgl. *Manthey* 2002, S. 53 ff.; Ersser; Tutton 2000, S. 10 f.)

2.3 Primary Nursing

»Primary Nursing ist die Pflege, wie wir sie uns vor der Ausbildung vorgestellt oder gewünscht haben.« (*Manthey* 2004)

Primary Nursing wurde in den 60er Jahren von *Marie Manthey* entwickelt. *Manthey*, zu dieser Zeit Pflegedienstleitung, und ihre Mitarbeiter stellten fest, dass Gruppenpflege sehr problematisch ist. Die Patienten erhielten bruchstückhafte, entpersönlichte und diskontinuierliche Pflege. Pflegende fühlten sich angesichts ihrer Arbeit entmutigt und frustriert (vgl. *Ersser; Tutton* 2000, S. 22). Man machte sich Gedanken über neue arbeitsorganisatorische Ansätze, in denen die Pflegenden für eine geringere Zahl von Patienten eine größere Verantwortung und eine umfassendere Pflege übernehmen konnten. Ende 1968 wurde Primary Nursing an den Universitätskliniken von Minneapolis (Minnesota) eingeführt.

In den 70er und 80er Jahren verbreitete sich Primary Nursing in den USA und Großbritannien. Neben den angelsächsischen Ländern wird auch in den skandinavischen Staaten sowie in Afrika und Australien mit Primary Nursing gearbeitet. Seit den 90er Jahren besteht auch in Deutschland ein verstärktes Interesse an der Implementierung von Primary Nursing in Krankenhäusern, Psychiatrien, ambulanten Pflegediensten und Alten- und Pflegeheimen.

Sue Chilton (vgl. *Ersser; Tutton* 2000, S. 101 ff.) führte Primary Nursing im Oktober 1986 in einem Krankenhaus in Redditch in einer Inneren Abteilung ein. Zwei Jahre nach der Implementierung wurden Fragebögen unter dem Stationspersonal, den Mitarbeitern der Krankenpflegeschule und dem Pflegedienstleitungsteam verteilt. Bei insgesamt 30 Pflegenden ergab sich eine Rücklaufquote von 73 %.

Vorteile:

- Primary Nursing ermöglichte den Aufbau einer besseren Pflegeperson-Patienten-Beziehung.
- Die individualisierte Pflege wurde gestärkt und die Kontinuität der Pflege verbessert.
- Kommunikation und Pflegequalität hatten sich verbessert.
- Einzelne Pflegende konnten ihre Fertigkeiten in der Pflegepraxis sowie ihre Lehr- und Führungsfertigkeiten aufgrund zunehmender Verantwortung und Rechenschaftspflicht ausbauen.
- Die Arbeitszufriedenheit nahm mit Primary Nursing zu.

Nachteile:

- Bestand Personalmangel, litt die individualisierte Pflege darunter, da Pflegende anderen Gruppen zugeteilt wurden.
- Leichte Unzufriedenheit über die Zuteilung zu anderen Gruppen.
- Zu wenig Wissen über andere Patienten.
- Persönliche Differenzen zwischen Pflegepersonal und Patient.

In einer Studie von *Sellick* (1983 in: *Ersser; Tutton* 2000, S. 139) wurde gemessen, wie Patienten die Gruppenpflege und wie Patienten in einer Kontrollgruppe Primary Nursing empfanden. Dabei konnte *Sellick* feststellen, dass Patienten, die von Primary Nurses gepflegt wurden, das Gefühl hatten, dass die Pflegenden mehr Verständnis für ihre Patienten empfanden, größere Sorge zeigten und mehr mit den Angehörigen sprachen, eher Informationen gaben, zu der Erfahrung des Krankenhausaufenthaltes positiv beitrugen und der Entlassungsplanung mehr Beachtung schenkten.

Ciske (1974 in: *Ersser; Tutton* 2000, S. 139) fand heraus, dass bei der Besprechung von Beschwerden und Problemen mehr Initiative von Primary Nurses ausgingen, als von Gruppenpflegenden.

2.3.1 Was ist Primary Nursing

Primary Nursing[6] ist, wie die Funktions- und Gruppenpflege, ein Pflegeorganisationssystem: »*Es trägt zur Professionalisierung der Pflege bei, ist aber dennoch keine perfekte Pflege.*« (*Manthey* 2004).

Bei Primary Nursing wird jedem Bewohner eine Pflegefachmitarbeiterin zugeordnet, die für ihn von der Aufnahme bis zum Ende des Pflegezeitraums zuständig ist. Die Pflegefachmitarbeiterin ist verantwortlich für die Pflege und Koordination der

---

[6] Synonym: Bezugspflege, Bezugspersonensystem

Versorgung dieses Bewohners. Das heißt, die Primary Nurse ist verantwortlich für den gesamten Pflegeverlauf: einschließlich Pflegeplanung, Durchführung der Pflegemaßnahmen und Pflegedokumentation. Auf diese Weise erhalten Bewohner und deren Angehörige einen verlässlichen Ansprechpartner. »*Primary Nursing verursacht nicht mehr Arbeit. Es verändert sich nur die Verantwortung.*« (*Manthey* 2004)

2.3.2 Die Elemente von Primary Nursing

Primary Nursing besteht aus vier Grundelementen:

1. *Übertragung der persönlichen Verantwortung für das Treffen von Entscheidungen auf eine Person und deren Akzeptanz durch diese Person*: Bei Primary Nursing ist eine Pflegefachmitarbeiterin kontinuierlich für Pflegeentscheidungen und für eine festgelegte Bewohnergruppe verantwortlich. Das bedeutet Übertragung und Übernahme individueller Verantwortung für pflegerische Entscheidungen durch nur eine Pflegende. Die Primary Nurse muss berufliche Entscheidungen treffen und dafür Rechenschaft ablegen können.

   Die Verantwortung erstreckt sich bei diesem Pflegesystem über 24 Stunden an sieben Tagen die Woche über das ganze Jahr. Daher muss die Pflegeplanung vorausschauend geplant werden und soll keine Zustandsbeschreibung oder Reaktionen auf momentane Ereignisse darstellen.

   Die Primary Nurse gibt zwar vor, wie gepflegt werden muss, kann aber nicht immer anwesend sein. Sie wird in ihrer Abwesenheit durch ihre Associate Nurse vertreten.
2. *Tägliche Arbeitszuweisung nach der Fallmethode*: Das bedeutet, dass die Primary Nurse für alle Tätigkeiten zuständig ist, die ihren Bewohner betreffen.
3. *Direkte Kommunikation von Mensch zu Mensch*: Die Primary Nurse ist die Schlüsselperson für die bewohnerbezogene Kommunikation und Kooperation aller an der Pflege und Behandlung beteiligten Berufsgruppen. Durch die direkte Kommunikation gehen weniger Informationen verloren.
4. *Übernahme der Verantwortung für die Qualität der für einen Patienten erbrachten Pflege durch eine Person, und zwar 24 Stunden am Tag, sieben Tage die Woche*: D. h., der Pflegeplanende ist zugleich der Pflegedurchführende. Wenn die Primary Nurse im Dienst ist, führt sie soweit möglich die direkte Pflege am Bewohner selbst durch. Die Primary Nurse muss so viel direkte Pflege durchführen, dass sie den Zustand des Bewohners und die Wirksamkeit ihrer Pflegeplanung beurteilen kann. (vgl. *Manthey* 2002, S. 61)

2.3.3 Ziele von Primary Nursing

1. Primary Nursing trägt zur gleichmäßigen Verteilung von Kompetenzen und zur ganzheitlichen Information bei.

2. Die Bewohner- und Angehörigenzufriedenheit wird gesteigert durch die bewohnerorientierte Arbeitsaufteilung nach Anzahl ganzheitlich zu betreuender Bewohner.
3. Durch die dezentrale Koordination im Wohnbereichsablauf können die Arbeitsabläufe reibungsloser geschehen.
4. Die Mitarbeiterzufriedenheit kann durch die hohe Selbstverantwortlichkeit und die Eigenkontrolle eines jeden in seinem Bereich gesteigert werden.
5. Durch die direkte Kommunikation zwischen Ärzten, Pflegekräften, Bewohnern und Angehörigen gehen weniger Informationen verloren. Dadurch kann eine Qualitätsverbesserung erreicht werden.

   Die Primary Nurse muss so viel direkte Pflege durchführen, dass sie den Zustand des Bewohners und die Wirksamkeit ihrer Pflegeplanung beurteilen kann.

2.3.4 Verantwortung in der Pflege

In der Pflege kommt die kollektive Verantwortung am häufigsten zum Tragen. Darunter wird die Bereitschaft der einzelnen Teammitglieder verstanden, sich für ein gemeinsames Ziel einzusetzen (vgl. *Wied; Warmbrunn* 2003, S. 672). Das Problem bei der kollektiven Verantwortung: Je mehr Personen entscheiden, desto weniger Verantwortung übernimmt der Einzelne. Primary Nursing ist das einzige Pflegesystem, in dem Verantwortung klar zugeteilt ist.

Die Voraussetzungen für Pflegende, sich der Verantwortung zu stellen, ist zunächst einmal die Fähigkeit und Freiheit, selbst entscheiden zu können (Autonomie). Des Weiteren muss ein klarer Zuspruch von Autorität Vorbedingung sein; ebenso das Verfügen über berufliche und interpersonale Kompetenz.

Nach *Krohwinkel* (vgl. *Löser* 2004, S. 42) lässt sich der Verantwortungsbereich in drei Aufgabengebiete teilen:
1. Direkte Pflege
2. Dokumentation
3. Bewohnerorientierte Arbeitsorganisation

Die Pflegenden müssen ihre Pflege vor dem Bewohner und dessen Familie ebenso rechtfertigen können wie vor den Mitarbeitern, dem Arbeitgeber, der Gesellschaft, der Berufsgruppe und vor sich selbst.

Fördernde Aspekte im Umgang mit pflegerischer Verantwortung:
- Teamleitung wird als Vorbild bzgl. fachlicher und interpersonaler Kompetenz erlebt.
- Gegenseitiges Vertrauen der Teammitglieder überwiegt (Zusammenhalt im Team)
- Gegenseitiges Wertschätzen und Loben.

- Fehlerfreundlichkeit (gemeinsame Lösungssuche zentral).
- Offene Kommunikation (wenige Tabus).
- Demokratischer Führungsstil.
- Arbeitssystem: Bereichspflege, Primary Nursing. (vgl. *Wied; Warmbrunn* 2003, S. 673)

2.3.5 Die Mitarbeiter in Primary Nursing

2.3.5.1 Die Primary Nurse

Die Primary Nurse ist die verantwortliche Pflegefachmitarbeiterin (Altenpflegerin, Krankenschwester) für die ihr zugeordneten Bewohner.

Aufgabenfeld einer Primary Nurse

Die Primary Nurse erhebt die pflegerische Anamnese. Sie erstellt die Pflegeplanung, führt die Pflege nach Möglichkeit selbst durch und evaluiert sie. Das bedeutet: Wer die Pflege erbringt, soll die Pflege auch planen.

Die Primary Nurse hat den Überblick über alle den Bewohner betreffenden Maßnahmen, auch aus dem Bereich Therapie und Freizeit (z. B. Beschäftigungstherapie, Biografiearbeit). Sie handelt mit dem Bewohner oder dessen Angehörigen und Freunden aus, wie eine Versorgung ausgestaltet werden soll und tritt für die Interessen des Bewohners ein.

Die Primary Nurse ist die Schlüsselperson für die bewohnerbezogene Kommunikation und Kooperation aller an der Pflege und Behandlung beteiligten Berufsgruppen. Sie nimmt maßgeblich Kontakte mit Angehörigen und Bezugspersonen sowie Betreuern wahr.

Die Primary Nurse muss dem Bewohner und allen anderen Mitarbeitern namentlich bekannt sein. Mit der Übernahme eines Bewohners ist die volle Verantwortung für den gesamten Pflegeverlauf mit der Pflegeplanung, Durchführung der Pflegemaßnahmen und Pflegedokumentation verbunden.

2.3.5.2 Die Associate Nurse

Die Associate Nurse ist Begleitpflegefachmitarbeiterin oder eine nichtexaminierte Mitarbeiterin.

Aufgabenfeld einer Associate Nurse

Die Associate Nurse übernimmt in Abwesenheit der Primary Nurse die Durchführung der geplanten Pflege und vertritt die Primary Nurse, wenn diese im Urlaub oder durch Krankheit verhindert ist. Dadurch stellt sie die Kontinuität der Pflege sicher.

Die Associate Nurse unterstützt die Primary Nurse und bringt ihr Wissen und ihre Erfahrung bei der Lösung von Problemen in die Praxis mit ein. Sie achtet auf die Qualität der Pflege, indem sie die Arbeit der Primary Nurse kontrolliert und nötigenfalls deren Entscheidungen in Frage stellt.

2.3.6 Die Rolle der Wohnbereichsleitung

Die Wohnbereichsleitung ist Pflegeexpertin und steht ihren Mitarbeiterinnen bei der Pflegekonsultation zur Verfügung. Außerdem fungiert sie als Mentorin für Lernende, für neue Mitarbeiterinnen, Altenpflegeschülerinnen, Praktikantinnen etc. Die Wohnbereichsleitung ist zuständig für die Durchführung wohnbereichsbezogener Fortbildungen. Außerdem fördert sie die Kommunikation in dem Wohnbereich.

Für die Qualitätsentwicklung in der Pflege ist die Wohnbereichsleitung ebenso verantwortlich wie für das Management der Pflegeeinheit. Weiterhin ist sie zuständig für die Durchführung von Pflegevisiten und Fallbesprechungen. Entscheidungen der Primary Nurse bezüglich ihrer Bewohner muss die Wohnbereichsleitung akzeptieren, so lange kein Schaden des Bewohners zu befürchten ist.

2.3.7 Aufbauorganisation von Primary Nursing

Die durch die Implementierung notwendige fallbezogene Hierarchie sollte sich in der Aufbaustruktur des Systems Primary Nursing widerspiegeln:

- Die Wohnbereichs- oder Pflegedienstleitung ist der Primary Nurse disziplinarisch und fachlich vorgesetzt.
- Die Primary Nurse ist in ihrem Pflegeteam, bestehend aus Primary Nurse und Associate Nurse, fachlich entscheidungs- und weisungsbefugt.
- Die Associate Nurse ist an die fachlichen Weisungen der Primary Nurse gebunden. Dies bezieht sich auf die Pflegeplanung und deren Durchführung.
- Der Arzt ist gegenüber der Primary Nurse im Rahmen der Delegation von behandlungspflegerischen Tätigkeiten weisungsbefugt. Er hat jedoch nicht die Funktion eines Vorgesetzten.

(vgl. *Josuks* 2002, S. 31)

3 Zusammenfassung

Der erste Teil der Literaturrecherche setzte sich mit den Belastungen von Heimbewohnern und Mitarbeitern in der Altenpflege auseinander. Hier gilt das Fazit, dass sich die Arbeitsorganisation verändern muss, wenn man die Belastungen in der Altenpflege verringern will.

Der zweite Teil der Recherche gab einen Überblick über die unterschiedlichen Pflegeorganisationssysteme. Die Vor- und Nachteile von Funktions- und Gruppenpflege wurden analysiert und Primary Nursing näher erklärt. Fazit: Primary Nursing ist ein Lösungsansatz für eine optimale Nutzung der Betreuungs- und Versorgungszeit. Durch eine bewohnerorientierte Pflege können einige Belastungen von Mitarbeitern und Bewohnern verringert werden.

Daraus leitete sich die Forschungsfrage für diese Arbeit ab: Lässt sich durch die Implementierung von Primary Nursing im Pflegeheim tatsächlich die Mitarbeiter- und Bewohnerzufriedenheit steigern?

Zur Beantwortung dieser Frage wurden zwei Pilotstationen (später kamen vier weitere Wohnbereiche hinzu) ausgewählt, um dort Primary Nursing zu implementieren. Jeder Wohnbereich bekam zu Anfang und zum Ende der Studie Fragebögen zur Mitarbeiterzufriedenheit. In einem Wohnbereich wurde die Cohen-Mansfield-Skala eingesetzt, um eine Verhaltensveränderung der demenzkranken Bewohner festzustellen. Im zweiten Wohnbereich wurden Interviews zur Bewohnerzufriedenheit durchgeführt.

Teil 2
Methodologie

1 Forschungshypothesen

Aufgrund der Literaturrecherche lassen sich folgende Forschungshypothesen formulieren:

1. Durch die Implementierung von Primary Nursing erhöht sich die Mitarbeiterzufriedenheit.
2. Durch die Implementierung von Primary Nursing steigt die Bewohnerzufriedenheit:
   - Die Verhaltensweisen der Bewohner verbessern sich (z. B. Verringerung von Nahrungsverweigerung, Schlagen, anhaltendem Schreien etc.).
   - Die allgemeine Bewohnerzufriedenheit steigt.

2 Methodische Vorgehensweise

2.1 Forschungsdesign

Um sich den Hypothesen zu nähern, eignet sich besonders die experimentelle Forschungsmethode. Da vorherbestimmte Gruppen existieren – in dieser Studie jeweils ein ganzer Wohnbereich – und keine Kontrollgruppe vorhanden ist, kann nur ein Quasi-Experiment durchgeführt werden.
Folgende Störvariablen können während der Studie nicht ausgeschaltet werden:

- Fluktuation der Mitarbeiter
- Veränderung der Bewohner (durch Umzug, Auszug oder Tod)

2.2 Methodik

2.2.1 Stichprobe 1: Mitarbeiter

Die Daten wurden bei 37 Versuchspersonen gesammelt. Davon waren 17 Mitarbeiter examiniertes Personal: Krankenschwestern, Altenpflegerinnen, Haus- und Familienpflegerinnen sowie Heilerziehungspflegerinnen und 20 Mitarbeiter des nichtexaminierten Personals (Mitarbeiterinnen im Pflegedienst – MiP[7]).

2.2.2 Messung: Stichprobe1: 1. Erhebung

Die Daten wurden anhand eines vierseitigen Fragebogens vor der Implementierung von Primary Nursing ermittelt; dazu wurden einige Fragen aus dem Fragebogen zur Arbeitszufriedenheit der BGW[8]/IGES[9] 2002 (BGW/IGES, 25.08.2003) entnommen.

Die offenen Fragen wurden von *Marie Manthey* (2002, S. 83) übernommen, um zu ermitteln, welche Vorstellung die Mitarbeiter von ihrer Arbeit haben und warum sie diesen Beruf erlernt haben oder darin arbeiten. Weiterhin sollten die Mitarbeiter anhand dieser Fragen über ihre ursprünglichen Motive für die Arbeit in der Pflege nachdenken und wie und ob sie diese in der momentanen Situation umsetzen können.

---

7 Eigene Bezeichnung des Pflegeheimes für unausgebildete Mitarbeiterinnen in der Pflege.
8 Bundesgenossenschaft für Gesundheitsdienst und Wohlfahrtspflege.
9 Institut für Gesundheits- und Sozialforschung.

2.2.3 Messung: Stichprobe 1: 2. Erhebung

Der erste Teil des Fragebogens war identisch mit der Ersterhebung. Im zweiten Teil wurden die Mitarbeiter über die Vor- und Nachteile von Primary Nursing befragt.

2.2.4 Stichprobe 2: Bewohner

Die Daten zur Verhaltensveränderung wurden bei 33 dementen Bewohnern gemessen.

2.2.5 Messung: Stichprobe 2

Zur Erhebung der Daten wurde die zur systematischen Verhaltensbeobachtung modifizierte Cohen-Mansfield-Skala eingesetzt, die Verhaltensauffälligkeiten von Bewohnern misst.

Die Cohen-Mansfield-Skala wurde von den Pflegenden auf dem Wohnbereich ausgefüllt, da die Bewohner für die genaue Beschreibung über einen längeren Zeitraum beobachtet werden müssen. Nur durch regelmäßiges Beobachten kann beurteilt werden, ob ein bestimmtes Verhalten, wie z. B. Nahrungsverweigerung, einmalig vorgekommen ist oder ob es mehrmals bzw. regelmäßig auftritt.

2.2.6 Stichprobe 3: Bewohner

Die Daten zur Bewohnerzufriedenheit wurden bei sieben Bewohnern erhoben. Die Bewohner, die alle psychisch gesund sein sollten, wurden von der zuständigen Wohnbereichsleitung ausgewählt.

2.2.7 Messung: Stichprobe 3

Zur Datenerhebung der Bewohnerzufriedenheit wurden Interviews durchgeführt. So sollte festgestellt werden, ob die Bewohner einer bestimmten Bezugsperson zugeteilt waren und ob diese sich ausreichend mit dem Bewohner beschäftigte. Als Gesprächsart wurde ein »neutrales« Interview gewählt (vgl. *Rossig; Prätsch* 2002, S. 67):

1. Einführungsphase: Um eine positive Gesprächsatmosphäre aufzubauen, wurde erfragt, wie es dem Bewohner im Pflegeheim gefällt und seit wie vielen Jahren er dort lebt.
2. Befragungsphase: Um die Arbeit des Pflegepersonals einzuschätzen, wurde erfragt, wie freundlich die Bewohner die Pflegenden finden (auf einer Skala von

eins bis zehn). Ebenfalls wurde erfragt, wie gut die Bewohner die Arbeit des Personals einschätzen.
Weiterhin wurde erfragt, ob sich das Personal dem Bewohner mit Namen vorstellt. Zur Kontrolle wurde gefragt, wer an diesem Morgen zum Waschen bei dem Bewohner gewesen war.
Die nächsten Fragen bezogen sich auf die Zuständigkeit vom Pflegepersonal zum Bewohner. Hiermit sollte festgestellt werden, ob auf diesem Wohnbereich ein Aspekt von Primary Nursing durchgeführt wird.

3. Schlussphase: Zum Abschluss wurde erfragt, wie der Bewohner die Kontaktmöglichkeiten zu anderen Bewohnern einschätzt.

Nach den Interviews kontrollierte die Autorin anhand der Bewohnerunterlagen, ob die Bewohner richtige Angaben machen konnten. Dies erfolgte anhand ihrer Krankengeschichte sowie anhand der Übereinstimmung der Angaben des bisherigen Aufenthalts (in Jahren).

Verfahrensplan

- Ersterhebung: Austeilen von Fragebögen und Ausfüllen der Cohen-Mansfield-Skala, Führen von Interviews.
- Erörterung und Besprechung der Implementierung von Primary Nursing mit den entsprechenden Wohnbereichs- und Pflegedienstleitungen.
- Schulung über Primary Nursing und konzeptuelle Einführung.
- Zuteilung von Primary Nurses und Associate Nurses zu den jeweiligen Bewohnern.
- Begleitung der verschiedenen Mitarbeiter während ihrer Schicht.
- Einmal wöchentliche Besprechung nach der täglichen Übergabe und Treffen bei Bedarf mit den Wohnbereichsleitungen.
- Audit der Dienstpläne.
- Audit der Urlaubsplanung.
- Übergabe an die Pflegedienstleitung zur weiteren Implementierung und Begleitung von Primary Nursing.
- Zweiterhebung: Austeilen der Fragebögen, Ausfüllen der Cohen-Mansfield-Skala, Führen von Interviews.

3 Variablen

3.1 Unabhängige Variable

Bei den Hypothesen ist das Pflegeorganisationssystem jeweils die unabhängige Variable. Dabei wird diese Variable während der Studie manipuliert, da eine neue Pflegeorganisationsform eingeführt wird. So ersetzte Primary Nursing die derzeit praktizierte Gruppenpflege.

3.2 Abhängige Variablen

Die abhängigen Variablen sind (1) die Mitarbeiterzufriedenheit und (2) die Bewohnerzufriedenheit.

Teil 3
Implementierung von Primary Nursing

In diesem Kapitel wird kurz auf das Pflegekonzept nach *Monika Krohwinkel* eingegangen, nach dem die Pflegeheime in diesem Unternehmen arbeiten. Anschließend werden die Pflegeheime mit ihren unterschiedlichen Wohnbereichen genauer erörtert. Im Mittelpunkt des Kapitels steht die Implementierung von Primary Nursing auf den Wohnbereichen.

1 Pflegekonzept nach Krohwinkel

Die Studie wurde in einem privaten Unternehmen mit vier Pflegeheimen und einem ambulanten Pflegedienst durchgeführt. In jedem der vier Pflegeheime wird nach *Monika Krohwinkel* gepflegt. *»Krohwinkel versteht professionelle Pflege als einen Prozess, in dem sich die direkte Pflege, die Pflegeorganisation und -koordination sowie die Pflegedokumentation zusammenfügen und sich die einzelnen Anteile ergänzen.«* (*Löser* 2004, S. 42)

Krohwinkel unterteilt die pflegerischen Leistungen in drei Hauptaufgaben:
1. direkte Pflege
2. Pflegedokumentation
3. Pflegeorganisation

Krohwinkel weist darauf hin, dass zeitliche, personelle und strukturelle Ressourcen erforderlich sind, um einen ganzheitlich rehabilitierenden Pflegeprozess umzusetzen. Eine weitere berufsübergreifende pflegerische Aufgabe ist die Auseinandersetzung und Kooperation mit den jeweils anderen Berufsgruppen, um die Schnittstellenproblematiken zu verringern. Hierbei zeigt sich, dass eine ganzheitliche Pflege nicht durch Zufall, sondern durch Organisation, Kooperation und Kommunikation entsteht.

Daraus lässt sich ableiten, dass zur Pflege die direkte Pflege, die Pflegedokumentation, die Pflegeorganisation und -koordination gehört (= eigenständige pflegerische Aufgaben). Des Weiteren gehört dazu die Mitarbeit bei Diagnostik und Therapie (= pflegerische Aufgaben nach Anordnung). Zur Pflege gehört ebenfalls die Kooperation mit anderen Berufsgruppen (= berufsübergreifende pflegerische Aufgaben).

In der fördernden Prozesspflege benennt Monika Krohwinkel fünf Kategorien:

Sichtbarkeit:
d. h. Fähigkeiten, Bedürfnisse und Probleme von pflegebedürftigen Personen und ihren persönlichen Bezugspersonen werden bewusst gemacht, gezielt berücksichtigt und dargestellt.

Ganzheitlichkeit:
d. h. Fähigkeiten, Bedürfnisse, Probleme und Maßnahmen in AEDLs werden in ihren Zusammenhängen und Wechselwirkungen erkannt. Ergebnisse werden prioritätsorientiert und unter Einbeziehung der Gesamtsituation systematisch ausgewertet.

Kongruenz:
d. h. es besteht eine fördernde Übereinstimmung in den physisch-funktionalen und den willentlich-emotionalen Verhaltensdimensionen einer beobachtbaren/ erfahrbaren Pflegehandlung.

Kontinuität:
d. h. der fördernde Beziehungs-/Problemlösungs- und Entwicklungsprozess wird kontinuierlich realisiert. Die pflegerischen Abläufe werden personen- und situationsbezogen von pflegerischen Bezugspersonen gewährleistet.

Unabhängigkeit und Wohlbefinden:
d. h., Pflege ist ausgerichtet auf die Förderung von Fähigkeiten der pflegebedürftigen Person und ihrer persönlichen Bezugspersonen in den für sie wesentlichen AEDL-Bereichen. Das Ausmaß von Sichtbarkeit, Ganzheitlichkeit, Kongruenz und Kontinuität beeinflussen das Ausmaß der Förderung.«
(*Krohwinkel* 1998, S. 152)

Diese kurze Übersicht zeigt, wie viele Übereinstimmungen zwischen Primary Nursing und den Anforderungen von *Monika Krohwinkel* bestehen. *Marie Manthey* gewährleistet mit ihrem Konzept ebenfalls die Ganzheitlichkeit und auch die Kontinuität in der Pflege.

Ebenso soll dem Interesse des Bewohners nachgegangen werden, das bei *Krohwinkel* in der Kategorie »Sichtbarkeit« erläutert wird. Die Kongruenz in der Pflege wird bei *Manthey* nicht erläutert, ist aber ein wichtiges Element für Primary Nursing.

Zusammenfassend kann gesagt werden, dass Primary Nursing und das Pflegeleitbild der vier Pflegeheime viele gemeinsame Grundprinzipien enthalten.

2 Pflegeheime

Die Wohnbereiche wurden aus den vier Pflegeheimen ausgesucht. Pflegeheim I hat insgesamt 152 Plätze und ist in fünf Wohnbereiche, die jeweils auf einer Etage liegen, aufgegliedert. Pflegeheim II verfügt über insgesamt 87 Pflegeheimplätze, die sich auf 19 Einzel- und 34 Doppelzimmer verteilen und ist in drei Wohnbereiche eingeteilt. Pflegeheim III ist mit 36 Heimplätzen das kleinste. Pflegeheim IV hat insgesamt 113 Heimplätze.

Alle Pflegeheime arbeiteten mit dem Pflegeorganisationssystem »Gruppenpflege mit Anteilen funktioneller Pflegetätigkeiten«.

2.1 Pflegeheim I

Wohnbereich A ist wie auch die Wohnbereiche D und E ein beschützender, d. h. geschlossener gerontopsychiatrischer Wohnbereich für Personen, die sich selbst gefährden und deren Unterbringung vormundschaftsgerichtlich nach § 1906 BGB beschlossen wurde. Wohnbereich A bietet die besten Rahmenbedingungen für 34 ältere Menschen mit fortgeschrittenen demenziellen Prozessen.

Wohnbereich C widmet sich 16 Bewohnern mit besonders umfassender Pflegebedürftigkeit, die durch körperliche Funktionseinschränkungen bedingt ist.

Wohnbereich D eignet sich insbesondere für psychiatrisch Erkrankte (außer Sucht), die psychosozial sehr aktiv und kontaktfreudig sind. Dieser Wohnbereich verfügt, wie die Wohnbereiche A, B und E, über 34 Pflegeplätze.

Wohnbereich E als leiser Wohnbereich steht in erster Linie Menschen mit Abhängigkeitserkrankungen und deren Folgeerscheinungen wie dem Korsakow-Syndrom offen.

Wohnbereich F ist für Pflegebedürftige eingerichtet, die aufgrund von allgemeinen Einschränkungen den Alltag nicht mehr allein bewältigen können.

2.2 Pflegeheim II

Die Wohnbereiche G und B sind für Pflegebedürftige eingerichtet, die aufgrund von allgemeinen Einschränkungen den Alltag nicht mehr allein bewältigen können. Beide Wohnbereiche verfügen über 32 Pflegeplätze.

Wohnbereich H ist, wie auch Wohnbereich A, ein beschützender Wohnbereich, der für Personen eingerichtet ist, die sich selbst gefährden und deren Unterbringung vormundschaftsgerichtlich nach § 1906 BGB beschlossen wurde.

2.3 Pflegeheim III

Das Pflegeheim besteht aus zwei Etagen mit 36 Heimplätzen. Diese verteilen sich auf sechs Einzelzimmer, acht Doppelzimmer und fünf Drei-Bett-Zimmer. Das Pflegeheim ist für alle Pflegebedürftigen gedacht, auch für jüngere Bewohnern.

2.4 Pflegeheim IV

Das vierte Pflegeheim ist offen für ältere und jüngere Menschen mit sehr unterschiedlicher Pflegebedürftigkeit. Die Pflegeteams der drei Wohnbereiche sind auch im Umgang mit schwer vermittelbaren Hilfebedürftigen erfahren und verstehen es, diese zu einem selbstbestimmten und zugleich gesundheitsförderlichen Leben anzuleiten. In diesem Pflegeheim befindet sich, verteilt auf alle Wohnbereiche, ein hoher Anteil von Suchtkranken (Korsakow-Syndrom).

3 Begründung der Auswahl

Als erstes wurden zwei Pilotstationen herausgesucht. Diese wurden nach Personalschlüssel und Bewohnerklientel ausgewählt. Hierbei wurden alle Wohnbereiche der vier Pflegeheime untersucht.

Für das erste Kriterium »Personalschlüssel« war bedeutsam, wie viele Mitarbeiter auf den einzelnen Wohnbereichen arbeiten. Da ausschließlich Mitarbeiter aus dem Tagdienst von Bedeutung waren, wurden nur diese gezählt. Dann wurde der Anteil der examinierten Mitarbeiter berechnet.

Nach diesem Kriterium konnten zwei der Pflegeheime gleich ausgeschlossen werden. Es blieben in der Auswahl Pflegeheim I, Wohnbereich A und Pflegeheim II, Wohnbereiche B und H.

Das zweite Kriterium war das Bewohnerklientel auf den Wohnbereichen. Da als Pilotstationen zwei unterschiedliche Klientele ausgesucht werden sollten, kamen die Wohnbereiche A und B in Betracht.

Weitere Wohnbereiche wurden gewählt, da im Pflegeheim I, Wohnbereich A, Primary Nursing gut angenommen wurde und dieses Haus vorerst komplett nach Primary Nursing arbeiten sollte.

4 Implementierung von Primary Nursing im Wohnbereich A

Wohnbereich A ist ein beschützender Wohnbereich, auf dem in 17 Doppelzimmern ausschließlich demenzkranke Bewohner leben. Im Wohnbereich arbeiten vier examinierte Pflegefachmitarbeiter (eine davon ist die Wohnbereichsleitung), acht nichtexaminierte Pflegekräfte und zwei examinierte Mitarbeiter im Nachtdienst.

Bisher wurde mit der Gruppenpflege gearbeitet, die jedoch funktionelle Pflegetätigkeiten beinhaltet. Die Gruppen wurden zwar jeden Morgen neu eingeteilt, häufig arbeiteten die Mitarbeiter jedoch mindestens eine Woche in derselben Gruppe.

Zur Gruppenpflege gehörten im Frühdienst das Waschen des Bewohners und zwei Rundgänge mit dem Anreichen von Getränken, Assistenz bei Toilettengängen oder Vorlagenwechsel bei inkontinenten Bewohnern. Essen-Anreichen, Getränke und Essen-Austeilen wurden funktionell aufgeteilt.

Die Kommunikation mit Angehörigen und Betreuern wurde von der Wohnbereichsleitung übernommen. Ebenfalls übernahm die Wohnbereichsleitung meist das Eintragen in die Dokumentation. Bei der ärztlichen Visite ging entweder die Wohnbereichsleitung oder eine examinierte Pflegekraft mit. Die Übergabe wurde von der Wohnbereichsleitung durchgeführt, Mitarbeiter gaben nur einzelne Kommentare ab.

4.1 Schulung

Für die Mitarbeiterschulungen wurden zwei Termine festgesetzt. Später gab es noch einen Nachholtermin für die Mitarbeiter, die an den ersten Terminen krank oder im Urlaub waren. Die Schulung fand in Pflegeheim I im Schulungsraum statt, dauerte ca. eine Stunde und beinhaltete eine Einleitung zu Primary Nursing sowie die konzeptuelle Einführung auf dem Wohnbereich.

4.2 Datenersterhebung

4.2.1 Erhebung der Daten zur Verhaltensveränderung der Bewohner

Nach der Schulung wurde den Mitarbeitern der Sinn und Zweck der Studie erklärt und alle Mitarbeiter im Tagdienst erhielten Fragebögen. Diese wurden nach zwei Wochen wieder eingesammelt. Dabei ergab sich eine Rücklaufquote von 100 Prozent.

Im Vorfeld wurde den Mitarbeitern auf dem Wohnbereich die Cohen-Mansfield-Skala ausgehändigt und erklärt. Die Cohen-Mansfield-Skala wurde dann von den Mitarbeitern in den darauf folgenden zwei Wochen sorgfältig ausgefüllt.

4.3 Einteilung der Gruppen

Die Mitarbeiter sollten die Gruppen selbst zusammenstellen und dabei auf eine gleichmäßige Verteilung achten. So sollten in jeder Gruppe ungefähr gleich viele examinierte und nichtexaminierte Mitarbeiter sein. Außerdem sollten die Mitarbeiter aus unterschiedlichen Schichten stammen, sodass immer mindestens ein Mitarbeiter aus der Gruppe für die zu betreuenden Bewohner anwesend ist. Altenpflegeschülerinnen, FSJlerinnen[10] und Praktikantinnen wurden einer examinierten Pflegenden zugeordnet.

Die Mitarbeiter von Wohnbereich A hatten sich nach einer Vorbesprechung bereits vor der Schulung selbst eingeteilt. Auf diesem Wohnbereich wollte die Wohnbereichsleitung ein Vorbild für ihre Mitarbeiter sein und übernahm deshalb ebenfalls eine kleine Gruppe von Bewohnern als Primary Nurse. Die Übernahme der Aufgaben der Associate Nurses erfolgte durch alle Mitarbeiter.

Die einzelnen Gruppen wurden wie folgt eingeteilt:

<table>
<tr><td>Gruppe 1</td><td>6 Bewohner</td><td rowspan="4">jeweils eine Primary Nurse und zwei Associate Nurses</td></tr>
<tr><td>Gruppe 2</td><td>8 Bewohner</td></tr>
<tr><td>Gruppe 3</td><td>10 Bewohner</td></tr>
<tr><td>Gruppe 4</td><td>9 Bewohner</td></tr>
<tr><td>Gruppe 5</td><td>2 Bewohner</td><td>eine Primary Nurse (Wohnbereichsleitung)</td></tr>
</table>

[10] Menschen zwischen 17 und 27, die ein freiwilliges soziales Jahr absolvieren.

4.4 Begleitung der Mitarbeiter

An den darauf folgenden fünf Wochentagen war die Autorin im Wohnbereich A, um die Einführung zu begleiten und bei eventuellen Fragen vor Ort zu sein. Während dieser Zeit wurden unterschiedliche Mitarbeiter bei der Pflege begleitet. Meist wurden sie bei der Pflege beobachtet, gelegentlich wurde auch mitgeholfen. So konnte sich die Autorin ein Bild von der gegenwärtigen Pflege und der Kommunikation mit den Bewohnern machen. Die Mitarbeiter arbeiteten sehr gut mit, erzählten sehr viel über die Biografien der einzelnen Bewohner und den allgemeinen Stationsablauf.

1. Tag

7.30 Uhr bis 12.00 Uhr

Gruppe 2 (Associate Nurse):
Die Associate Nurse war von 7.15 bis 8.00 Uhr bei ihren Bewohnern für die Grundpflege und zum An-den-Tisch-Setzen. Sie teilte dann für alle Bewohner Kaffee und Kakao aus.
Zwei andere Mitarbeiter teilten für alle Bewohner Essen aus und reichten es an.
Eine Mitarbeiterin teilte für alle Bewohner Medikamente aus. Dies war nicht anders möglich, da sie außer der Wohnbereichsleitung die einzige examinierte Mitarbeiterin war.
Um 9.30 Uhr wurde die Grundpflege der übrigen Bewohner gemäß Primary Nursing durchgeführt.
Um 10.30 Uhr wurden die Getränke an alle Bewohner für den Tag ausgeteilt.
Um 11.30 Uhr kontrollierte die Associate Nurse, ob die Bewohner ihrer Gruppe noch etwas zu trinken brauchten, schenkte gegebenenfalls nach oder reicht an.

Bereits an diesem Tag tauchte das Problem auf, dass die Mitarbeiter mit der Zuteilung der Bewohner nicht zufrieden waren, weil manche Gruppen wesentlich mehr Bewohner hatten als andere. Es wurde den Mitarbeitern nahe gelegt, die Gruppen nicht nach den Zimmerfluchten einzuteilen, sondern nach der Anzahl und der Pflegeintensität der Bewohner (psychisch wie auch physisch).

Die Mitarbeiter kamen dem Vorschlag nach und teilten die Bewohner wie folgt ein:

Gruppe 1	8 Bewohner	jeweils eine Primary Nurse und zwei Associate Nurses
Gruppe 2	8 Bewohner	jeweils eine Primary Nurse und zwei Associate Nurses
Gruppe 3	8 Bewohner	jeweils eine Primary Nurse und zwei Associate Nurses
Gruppe 4	8 Bewohner	jeweils eine Primary Nurse und zwei Associate Nurses
Gruppe 5	2 Bewohner	eine Primary Nurse (Wohnbereichsleitung)

Weitere **Vorschläge** zur Verbesserung:

- Die Primary Nurses oder Associate Nurses sollen soweit möglich ihren Bewohnern selbst das Essen anreichen und evtl. auch das Essen abräumen. Dadurch erlangen sie einen besseren Überblick über die Nahrungsaufnahme ihrer Bewohner.
- Des Weiteren wurden die Primary Nurses daran erinnert, die Pflegepläne ihrer Bewohner durchzulesen und abzuzeichnen.
- Die Primary Nurses sollen möglichst zur ärztlichen Visite ihrer Bewohner mitgehen.

Beobachtung:

- Kommunikation zwischen Mitarbeitern und Bewohnern im Allgemeinen sehr gut.

2. Tag

7.30 Uhr bis 10.30 Uhr

Gruppe 1:
Die Primary Nurse ist von 7.00 bis 8.00 Uhr bei den eigenen Bewohnern in der Grundpflege. Ab 8.00 Uhr wird Kaffee ausgeteilt.
Um 9.00 Uhr wird die Grundpflege bei den eigenen Bewohnern fortgesetzt.
Das Frühstück wird jetzt soweit möglich von jeder Primary Nurse oder Associate Nurse beim eigenen Bewohner angereicht.
Des Weiteren wird die Übergabe von jeder Primary Nurse oder Associate Nurse für ihre eigenen Bewohner durchgeführt.

Problem:

- Die Mitarbeiter denken, sie müssten ihre Bewohner und **nur** ihre Bewohner versorgen

Verbesserung:

- Die Kommunikation zwischen Gruppenmitgliedern muss noch etwas besser werden.

- Telefongespräche und Eintragungen in die Pflegedokumentation sollen an zuständige Primary Nurses oder Associate Nurses weitergeleitet werden.

Tauschen:
Zwei Mitarbeiter haben ihre Gruppen getauscht.

3. Tag

8.00 Uhr bis 11.00 Uhr, 13.50 Uhr bis 15.00 Uhr

Jede Primary Nurse geht in ihren Bereich, auch zum Essen-Anreichen.

Ein Plan mit den Gruppen wurde für Besucher und Ärzte neben das Dienstzimmer gehängt. Ebenfalls wurde ein Informationsblatt für Angehörige und Ärzte zu Primary Nursing in den Wohnbereich gegeben.
Die Pflegedokumentation wurde mit Namen der Primary Nurse und ihrer Associate Nurses bestückt.

Spätdienst:
Der Spätdienst ist meist nur mit drei Mitarbeitern abgedeckt. Die Mitarbeiter haben aus ihrer Sicht keine Möglichkeit, Primary Nursing durchzuführen, da sie direkte Pflegemaßnahmen meist gemeinsam vornehmen.

4. Tag

13.50 Uhr bis 16.15 Uhr

Es sind vier Mitarbeiter im Dienst. Die Gruppen stimmen aber wegen der alten Dienstplanung noch nicht überein.
Kaffee und Kuchen werden von allen Mitarbeitern ausgeteilt. Angereicht wird von jeder Primary Nurse oder Associate Nurse, soweit notwendig, in ihrer Gruppe. Bewohner, die am Nachmittag ins Bett gebracht werden müssen, bringt jeder in seiner Gruppe soweit möglich persönlich zu Bett. Falls notwendig, wird gegenseitig ausgeholfen.

4.5 Besprechungen

Zur weiteren Begleitung der Mitarbeiter wurde jede Woche ein Termin zur Besprechung vereinbart. Diese fand meist donnerstags nach der Nachmittagsübergabe statt.
Bei der Besprechung wurde über Primary Nursing geredet; über Probleme und Änderungsvorschläge oder auch darüber, welche Vorteile sich durch Primary Nursing bereits ergeben haben.

Termin 1

In der ersten Besprechung hatten die Mitarbeiter keine Fragen bezüglich Primary Nursing, da die Autorin bis dahin immer im Wohnbereich präsent war und anstehende Fragen sofort geklärt werden konnten.
Es wurde nochmals erläutert, wie sich das Arbeiten in Früh- und Spätdienst gestalten sollte. Die Primary Nurses wurden nochmals darauf angesprochen, dass sie ihre Pflegepläne kontrollieren und abzeichnen müssen.
Ebenfalls wurde die Wichtigkeit der Kommunikation zwischen den Mitarbeitern erläutert.

Termin 2

Jede Primary Nurse oder ihre Stellvertretung übergibt ihre Bewohner selbst an die zuständige Mitarbeiterin. Die Mitarbeiter aus den jeweiligen Gruppen fragen viel über ihre Bewohner nach, wollen genaue Details wissen.

Termin 3

Im Spätdienst ist es immer schlecht, die Gruppe aufzuteilen, da meist nur drei Mitarbeiter im Dienst sind. Wenn vier Mitarbeiter Spätdienst haben, wird nach Primary Nursing gearbeitet.
Die Übergabe hat sich stark verbessert. Die Primary Nurse oder Associate Nurse übergibt auch die Arztvisite, die vorher die Wohnbereichsleitung übernommen hatte.

Termin 4

An diesem Termin gab es keinerlei Fragen oder Probleme.

Termin 5

Außerterminliches Treffen mit der Wohnbereichsleitung.

Die Wohnbereichsleitung sagt, dass man jetzt besser beurteilen könne, wo Fehler gemacht werden, z. B. wird in einer Gruppe die Wunddokumentation nicht ordnungsgemäß durchgeführt. Aber die Wohnbereichsleitung kann genau sagen, an welchem Mitarbeiter es liegt und so das Problem bei diesen Mitarbeitern konkretisieren.

Termin 6

Die examinierten Mitarbeiter sagen, dass sie viel weniger Zeit hätten, um die Dokumentation zu schreiben. Es wurde ihnen erklärt, dass durch Primary Nursing kein Mehraufwand der Dokumentation entsteht, sondern dass diese nur anders verteilt ist.

Eine andere Mitarbeiterin sagt treffend, dass sie jetzt genauer auf die Dokumentation achte, weil sie die Bewohner ihrer Gruppe ordentlich versorgen möchte, einschließlich einer ordnungsgemäßen Dokumentation.
Positiv: Es wird vermehrt auf Dokumentation geachtet → Qualitätsverbesserung

Termin 7

Zufälliges Gespräch auf dem Flur; 10.00 Uhr
Eine examinierte Mitarbeiterin findet Primary Nursing gut. Sie sagt, dass sie einen besseren Überblick über ihre Bewohner habe, da sie alles erledigt, was die Bewohner betrifft: Pflege, Visite etc.
Des Weiteren sagt die Mitarbeiterin, dass sie jetzt mehr Zeit für z. B. die Wunddokumentation habe.

Termin 8

Die Wohnbereichsleitung nimmt nicht am Gespräch teil, da sie im Urlaub ist. Die Mitarbeiter sagen, dass die Dokumentation wesentlich mehr geworden sei. Alles, was die Wohnbereichsleitung vorher eingetragen habe, müssten sie jetzt selbst eintragen und das ginge von der Zeit für die Bewohner ab.
Ein Mitarbeiter sagte: »*Wenn man noch mehr Dokumentation machen muss, hat man bald keine Zeit mehr für die Bewohner und die Leute möchten dann auch nicht mehr in der Pflege arbeiten, da man nicht mehr das macht, wofür man nämlich den Beruf erlernt hat: pflegen.*«

Vorschläge:

- Mitarbeiter sollen Vorschläge machen, wie man die Dokumentation verbessern kann. Seitens der Mitarbeiter gab es leider keine Vorschläge.

Termin 9

Gespräch mit Wohnbereichsleitung.
Die Dokumentation ist laut Wohnbereichsleitung nicht mehr geworden. Die Mitarbeiter haben morgens meist nicht mehr als vier bis sechs Bewohner zu versorgen und dementsprechend zu dokumentieren.
Aus ihrer Sicht ist die Versorgung der Bewohner besser geworden (→ Getränke, Essen, Wundversorgung)
Die Dokumentation ist genauer geworden. Die Mitarbeiter fühlen sich verantwortlich für ihre Bewohner und die Dokumentation.
Die Mitarbeiter sind zufrieden mit Primary Nursing, sagt die Wohnbereichsleitung.

Termin 10

Die Mitarbeiter haben nochmals mit ihrer Wohnbereichsleitung wegen der Dokumentation geredet. Diese ist nicht mehr geworden, sondern hat sich anders verteilt.
Eine examinierte Mitarbeiterin verlässt zum nächsten Monat das Pflegeheim, deshalb wechseln zwei Mitarbeiter die Gruppen, damit in jeder Gruppe wieder eine examinierte Primary Nurse ist.
Die neue Mitarbeiterin muss erst eingearbeitet werden, bevor sie die Position einer Primary Nurse übernehmen kann.

Die Besprechung findet jetzt 14-tägig statt, da kein großer Gesprächsbedarf mehr vorhanden ist.

Termin 11

Die Mitarbeiter haben momentan keine Probleme oder Anmerkungen zu Primary Nursing.
Eine Mitarbeiterin sagt, dass sie das Arbeiten mit Primary Nursing viel besser finde. Wenn sie z. B. an einem Tag etwas nicht geschafft hat, brauche sie kein schlechtes Gewissen zu haben, weil sie es einer anderen Pflegekraft übergeben muss, sondern macht es dann einfach ein oder zwei Tage später. Am Anfang habe sie auch gedacht, dass es nicht gut sei, wenn man die Bewohner so lang am Stück versorgt. Jetzt aber findet sie es sogar gut und möchte die Bewohner nicht wieder hergeben. Sie weiß genau, was die Bewohner morgens möchten oder nicht möchten. *»Ich weiß, wie man die Bewohner behandeln muss.«*

Termin 12

Einrichtungskonferenz des Pflegeheims.
Die Wohnbereichsleitung sagt, dass Primary Nursing im Grunde genommen ähnlich wie Gruppenpflege sei; nur die Dokumentation sei verteilt. Die Wohnbereichsleitung müsse mehr kontrollieren als vorher. Sie sagt, dass jetzt alles festgelegt sei. Die Wohnbereichsleitung findet Primary Nursing gut.

Termin 13

Die Mitarbeiter möchten keine ihrer Bewohner tauschen.
Ansonsten gibt es keine Neuigkeiten.

4.6 Audit der Dienstpläne

In den ersten Wochen wurde auch der Dienstplan für den nächsten Monat erstellt; dieses Mal gemäß den Bedingungen von Primary Nursing. Dies bedeutet, dass immer mindestens einer von jeder Gruppe im Tagdienst anwesend sein sollte. In den darauf folgenden Monaten wurden die Dienstpläne noch kontrolliert und gegebenenfalls verbessert.

4.7 Audit der Urlaubsplanung

Für die Urlaubsplanung gilt, dass jeweils nur einer von jeder Gruppe gleichzeitig in Urlaub gehen kann. Nur so haben der Bewohner und seine Angehörigen trotz Urlaubszeit immer einen Ansprechpartner.

4.8 Datenzweiterhebung

4.8.1 Erhebung der Daten zur Mitarbeiterzufriedenheit

Sieben Monate nach der Implementierung von Primary Nursing auf dem Wohnbereich wurde dem Personal zum zweiten Mal der Fragebogen zur Mitarbeiterzufriedenheit gegeben.
Dieser wurde ebenfalls nach zwei Wochen wieder eingesammelt und ausgewertet. Es ergab sich eine Rücklaufquote von 100 %.

4.8.2 Erhebung der Daten zur Verhaltensveränderung der Bewohner

Ebenfalls wurde die Cohen-Mansfield-Skala ein weiteres Mal auf den Wohnbereich gegeben und von den zuständigen Mitarbeitern ausgefüllt.

5 Implementierung von Primary Nursing im Wohnbereich B

Im Wohnbereich B leben 32 Pflegebedürftige, die den Alltag aufgrund von allgemeinen Einschränkungen nicht mehr allein bewältigen können.
Im Wohnbereich arbeiten im Tagdienst vier examinierte Pflegefachmitarbeiter und fünf nichtexaminierte Pflegekräfte. Von den examinierten Pflegefachmitarbeitern ist eine die Wohnbereichsleitung. Bisher wurde ebenfalls, wie in Wohnbereich A, in der Gruppenpflege mit funktionellen Anteilen gearbeitet.

5.1 Schulungen

Auf diesem Wohnbereich wurde die Schulung auf Wunsch der Wohnbereichsleitung an einem Nachmittag nach der Übergabe durchgeführt. Während der Schulung gab es schon sehr viel Widerstand gegen die Implementierung von Primary Nursing. Die Mitarbeiter sagten bereits vorab, dass sie auf gar keinen Fall länger als vier Wochen ein und dieselben Bewohner pflegen möchten.
Ebenfalls teilten sie mit, dass sie keine Zeit für Angehörigengespräche oder zusätzliche Bewohnergespräche hätten. Dafür habe nur die Wohnbereichsleitung Zeit. Dies gelte auch für die Arztvisite. Nach Aussage der Mitarbeiter sei Primary Nursing daher überflüssig, wenn man diese Elemente nicht berücksichtigen könne. Weitere Aspekte waren noch, dass zu wenig Mitarbeiter und zu viele Bewohner auf dem Wohnbereich seien. Manchen Mitarbeitern im Pflegedienst (MiP) könne man keine Verantwortung übertragen.

Die Mitarbeiter des Wohnbereichs erklärten sich trotz allem dazu bereit, es mit Primary Nursing zu probieren, auch *»wenn es sowieso nicht klappt«*.

5.2 Datenersterhebung

5.2.1 Erhebung der Daten zur Mitarbeiterzufriedenheit

Auch in diesem Wohnbereich wurden nach der Schulung die Fragebögen zur Mitarbeiterzufriedenheit ausgeteilt. Diese wurden nach zwei Wochen wieder eingesammelt. Dabei ergab sich eine Rücklaufquote von ca. 22 %.

5.2.2 Erhebung der Daten zur Bewohnerzufriedenheit

Vor der Einführung von Primary Nursing wurden die Interviews zur Bewohnerzufriedenheit an zwei aufeinander folgenden Tagen durchgeführt, an denen sieben Bewohner interviewt wurden.

5.3 Einteilung der Gruppen

Die Aufteilung für Primary Nursing wurde vorgegeben, da die Mitarbeiter dies nicht selbst tun wollten.

Die Gruppen wurden wie folgt aufgeteilt:

<table>
<tr><td>Gruppe 1</td><td>10 Bewohner</td><td rowspan="2">jeweils eine Primary Nurse und eine Associate Nurse</td></tr>
<tr><td>Gruppe 2</td><td>10 Bewohner</td></tr>
<tr><td>Gruppe 3</td><td>12 Bewohner</td><td>eine Primary Nurse und zwei Associate Nurses</td></tr>
</table>

5.4 Begleitung der Mitarbeiter

Die Mitarbeiter in Pflegeheim II, Wohnbereich B, wurden während der ersten zwei Tage begleitet. Da die Mitarbeiter nicht sehr kooperativ waren, konnte nur wenig über den Wohnbereich und ihre Bewohner in Erfahrung gebracht werden.

Die Dokumentationsmappen wurden von den Mitarbeitern gleich mit Namen versehen, allerdings nicht in der Aufteilung, die vorgeschlagen wurde:

<table>
<tr><td>Gruppe 1</td><td>10 Bewohner</td><td rowspan="2">jeweils eine Primary Nurse und eine Associate Nurse</td></tr>
<tr><td>Gruppe 2</td><td>12 Bewohner</td></tr>
<tr><td>Gruppe 3</td><td>10 Bewohner</td><td>eine Primary Nurse und zwei Associate Nurses</td></tr>
</table>

Diese Aufteilung ist als ungünstig zu erachten, da in diesem Fall die Bewohnerzahl ungerecht verteilt ist. Dennoch wollten die Mitarbeiter es dabei belassen. Außerdem wurde vorgeschlagen, die Übergabe einzeln für jeden Wohnbereich durchzuführen. Die Wohnbereiche vollzogen die Übergabe von der Früh- zur Spätschicht jeden Tag gemeinsam. Das bedeutet zehn bis 20 Minuten Übergabe für 113 Bewohner. Dieser Vorschlag wurde zur Kenntnis genommen und auch an einigen bestimmten Tagen die Woche umgesetzt.

5.5 Besprechungen

Auch auf diesem Wohnbereich wurde zur weiteren Begleitung der Mitarbeiter jede Woche ein Termin zur Besprechung vereinbart. Dieser fand meist dienstags nach der Nachmittagsübergabe statt.

Termin 1

Es wurde den Mitarbeitern nochmals erklärt, was Primary Nursing genau ist und was damit erreicht werden soll. Bei diesem Termin waren auch einige der Mitarbeiter dabei, die bei der Schulung krank oder im Urlaub waren. Seitens der Mitarbeiter gab es keine gravierenden Fragen.

Termin 2

Die Mitarbeiter möchten nicht länger als vier Wochen zu denselben Bewohnern gehen. Ebenfalls sagen die Mitarbeiter, dass zu wenig Personal da sei und sie lieber weniger Bewohner hätten, ca. fünf pro Primary Nurses.
Ausdrücklich wird von den Mitarbeitern gesagt, dass sie überhaupt nicht nach Primary Nursing arbeiten möchten. Bisher haben die Mitarbeiter es auch nicht probiert, sondern von Anfang an abgelehnt.

Termin 3

Es gab trotzdem ein weiteres Treffen mit den Mitarbeitern des Wohnbereichs, um die Frage nochmals zu klären, warum sie kein Primary Nursing möchten:

1. Die Mitarbeiter wollen nicht länger als eine Woche im selben Bereich arbeiten, mehr würden sie psychisch nicht verkraften.
2. Die Mitarbeiter würden kaum noch Veränderungen beim Bewohner wahrnehmen, wenn sie jeden Tag dort sind.
3. Zu wenig Wissen über andere Bewohner.

Gegenargumente:

1. Nur 67 % der Arbeitszeit wird bei den eigenen Bewohnern gearbeitet. 33 % wird in anderen Gruppen, Nachtdienst und Wochenende (da am Wochenende die Besetzung zu knapp ist, um nur die eigenen Bewohner zu versorgen) gepflegt. Davon sind freie Tage und Urlaub nicht mitgerechnet.
   Antwort:
   »Dann braucht man auch kein Primary Nursing durchführen, wenn man sowieso so wenig bei seinen Bewohnern ist. Das ist wie halb schwanger!«
2. Gegenfrage: Wie halten Sie es länger als vier Wochen im selben Wohnbereich mit denselben Mitarbeitern aus?

3. Beispiel: Lehrer können sich ihre Schüler auch nicht aussuchen; haben auch über Jahre dieselben Schüler
   Antwort der Mitarbeiter zu 2) und 3):
   »Das ist etwas Anderes!«

Zum Ende des Gesprächs erklärte man sich bereit, einen Aspekt von Primary Nursing durchzuführen: die Pflegeplanung und Dokumentation, die in der dauerhaften Verantwortlichkeit von drei Gruppen bleibt.

5.6 Datenzweiterhebung

Aufgrund dessen, dass ausschließlich ein Aspekt von Primary Nursing auf diesem Wohnbereich implementiert worden ist, konnte keine Datenzweiterhebung der Mitarbeiterzufriedenheit und der Bewohnerzufriedenheit in diesem Wohnbereich durchgeführt werden.

6 Implementierung von Primary Nursing in den Wohnbereichen C, D, E und F

Der Ablauf bei der Einführung war ähnlich wie bei den anderen Wohnbereichen. So wurden wöchentliche Besprechungstermine mit jedem einzelnen Wohnbereich vereinbart. Meist gab es kaum Fragen, da Primary Nursing durch die Implementierung im Wohnbereich A größtenteils bekannt war. Hauptsächlich ging es darum, dass die Dokumentation jetzt nicht mehr von der Wohnbereichsleitung übernommen wird, sondern von den einzelnen Mitarbeitern selbst. Aber mit Primary Nursing an sich waren die meisten Mitarbeiter, laut eigenen Aussagen, zufrieden. Es wurden auch hier vor der Implementierung von Primary Nursing die Fragebögen zur Mitarbeiterzufriedenheit ausgeteilt und nach zwei Wochen wieder eingesammelt.

6.1 Wohnbereich D

6.1.1 Einteilung der Gruppen

Gruppe 1	8 Bewohner	jeweils eine Primary Nurse und eine Associate Nurse
Gruppe 2	8 Bewohner	
Gruppe 3	9 Bewohner	
Gruppe 4	9 Bewohner	Wohnbereichsleitung als Primary Nurse und zwei Associate Nurses

Die Wohnbereichsleitung hat wegen zu wenigen examinierten Pflegefachmitarbeiterinnen eine eigene Gruppe.

6.1.2 Begleitung der Mitarbeiter

1. Tag

8.00 Uhr bis 11.30 Uhr

Die Mitarbeiter gehen zu ihren Bewohnern in die Grundpflege. Die Kontrolle der Pflegeplanungen ergibt, dass diese nicht auf dem aktuellen Stand sind. So steht zu lesen, dass z. B. ein Bewohner eine PEG[11] seit Juli 2003 hat. In der Pflegeplanung steht nichts von der PEG, obwohl diese im Oktober 2003 kontrolliert worden ist.

11 Magensonde: Anlage mit einer perkutanen endoskopischen Gastrostomie.

Die Kommunikation mit den Bewohnern ist teilweise etwas ruppig (ein Bewohner wollte z. B. in das Schwesternzimmer; es wurde darauf hingewiesen, dass er das Zimmer sofort verlassen soll.)

6.1.3 Besprechungen

Die Besprechung fand meist donnerstags vor der Übergabe statt.

Termin 1

Die Kommunikation unter den Mitarbeitern des Wohnbereiches wirkt aufgrund ihrer Fragen und ihres Umgangs unzureichend. Bei der Pflegeplanung besteht eine große Nachfrage nach Kontrolle und Erklärung. Eine Mitarbeiterin möchte nicht zur Schulung von Primary Nursing. Sie möchte auch nicht danach arbeiten. Die Wohnbereichsleitung toleriert dies.

Termin 2

Die Dokumentation ist den Mitarbeitern zu viel. Sie hätten keine Zeit mehr für die Bewohner, sagen sie. Außerdem sind Mitarbeiter des Wohnbereiches der Meinung, dass sie für Primary Nursing zu wenig Personal wären.
Die Mitarbeiter sagen, dass es nicht gut sei, wenn die Bewohner eingeteilt werden, da diese sich ihre eigenen Primary Nurse aussuchen. Es wurde ihnen vorgeschlagen, dass es sinnvoller ist, die Bewohner entscheiden zu lassen. Damit waren die Mitarbeiter nicht zufrieden, da die Zimmer dann unter Umständen zu weit auseinander lägen.

Termin 3

Keine Veränderung.

Termin 4

Die Primary Nurses und die Associate Nurses arbeiten morgens in ihren Gruppen. Die Übergabe wird weiterhin durch die Wohnbereichsleitung geleitet. Die Wohnbereichsleitung trägt zu viel selbst in die Dokumentation ein, obwohl dies eigentlich Aufgabe der entsprechenden Primary Nurse oder Associate Nurse ist.

Termin 5

Die Primary Nurses und Associate Nurses tragen selbst in die Dokumentation ein. Außerdem übernehmen sie die Übergabe. Die Mitarbeiter sind bisher, nach eigener Aussage, mit Primary Nursing zufrieden, denken, dass es mit der Zeit Probleme oder Schwierigkeiten geben werde, wenn sie »Monate« mit ein und demselben Bewohner gearbeitet haben. *»Ansonsten finden sie es eine gute Sache.«*

6.1.4 Datenzweiterhebung

Die Zweiterhebung der Fragebögen erfolgte vier Monaten nach der Implementierung von Primary Nursing und ergab eine Rücklaufquote von 77,78 %.

6.2 Wohnbereich C

6.2.1 Einteilung der Gruppen

Gruppe 1	6 Bewohner	jeweils eine Primary Nurse und eine Associate Nurse
Gruppe 2	6 Bewohner	
Gruppe 3	4 Bewohner	

Die Wohnbereichsleitung ist Associate Nurse in der Gruppe 3.

6.2.2 Begleitung der Mitarbeiter

Tag 1

8.00 Uhr bis 11.00 Uhr
Der Frühdienst wäscht, so weit möglich, jeden seiner eigenen Bewohner. Die Pflege und Kommunikation ist auf diesem Wohnbereich sehr gut. Die Mitarbeiter haben verstanden, worum es bei Primary Nursing geht. So berichten weder Mitarbeiter noch Wohnbereichsleitung von Problemen.

Tag 2

Ab 9.30 Uhr
Bei den Mitarbeitern gibt es keine Probleme. Ein Vorteil in diesem Wohnbereich liegt darin, das er klein ist.

6.2.3 Besprechungen

Die Besprechung fand meist mittwochs statt.

Termin 1

Der Wohnbereich arbeitet nach Primary Nursing. Seitens der Mitarbeiter gibt es keine Fragen oder Anmerkungen.

Termin 2

Eine Mitarbeiterin, die zur Schulung nicht anwesend war, fragte nach, ob sie jetzt nur ihre Bewohner pflegen solle und die anderen nicht mehr? Daraufhin erfolgte noch einmal eine eingehende Beschreibung von Primary Nursing. Ansonsten gab es keine weiteren Fragen oder Probleme.

Termin 3

Die Primary Nurses haben alle Pflegeplanungen ihrer Bewohner gelesen und abgezeichnet. Die Mitarbeiter besprechen alle gemeinsam die Pflegeplanungen, die Primary Nurse arbeitet diese dann aus.
Die Mitarbeiter finden Primary Nursing gut, auch wenn sie nicht immer nur bei ihrem Bewohner sein können. Dennoch bleibt dafür genug Zeit.

Termin 4

Die Mitarbeiter halten Primary Nursing an sich für eine sehr gute Idee, finden es aber bedauerlich, dass es nicht komplett umgesetzt werden könne (Arztvisite, Spaziergänge etc.).

6.2.4 Datenzweiterhebung

Die Zweiterhebung der Fragebögen erfolgte ebenfalls vier Monaten nach der Implementierung von Primary Nursing. Es wurde eine Rücklaufquote von 100 % errechnet.

6.3 Wohnbereich E

Die Wohnbereichsleitung äußerte Bedenken gegenüber des Primary Nursing, da auf ihrem Wohnbereich zu wenig Personal vorhanden wäre. Es wurde eine Einigung dahingehend erzielt, dass sie gemeinsam mit dem Wohnbereich erst einmal die Gruppen einteilen solle, sodass die Mitarbeiter sich zumindest für die Dokumentation verantwortlich fühlen. Alles Weitere würde dann langsam implementiert werden. Damit war die Wohnbereichsleitung einverstanden.

6.3.1 Besprechungen

Termin 1

Die Gruppen wurden im Wohnbereich aufgeteilt. Die Mitarbeiter arbeiten jetzt doch nach Primary Nursing, da sie bemerkt haben, dass es auch mit dem jetzigen Personal möglich ist.

Termin 2

Die Bewohner und Mitarbeiter sind seit zwei Wochen eingeteilt. Die Mitarbeiter gehen im Frühdienst zu ihren Bewohnern, was gut funktioniert. Die Dokumentation wird von den Primary Nurses und den Associate Nurses durchgeführt. Momentan bestehen keine Probleme.

6.3.2 Datenzweiterhebung

Die Zweiterhebung der Fragebögen erfolgte ca. zehn Wochen nach der Implementierung von Primary Nursing und ergab eine Rücklaufquote von 70 %.

6.4 Wohnbereich F

6.4.1 Besprechungen

Bewohner und Mitarbeiter sind nach Primary Nursing eingeteilt. Der Wohnbereich arbeitet nach Primary Nursing, was im Frühdienst sehr gut funktioniert.
Die Mitarbeiter finden Primary Nursing gut, ebenso wie die Einteilung der Dokumentation. Die Mitarbeiter wissen dann genau, welche Pflegeplanungen zu überarbeiten sind und wo zum Beispiel noch etwas einzutragen ist.
Eine Mitarbeiterin sagte, *»dass sie aber nicht immer bei ein und denselben Bewohnern arbeiten möchte«,* die anderen Mitarbeiter antworteten, *»dass man an Wochenenden und Feiertagen sowieso nicht bei seinen Bewohnern ist. Und Urlaub gibt es ja auch noch. Und außerdem ist es besser, wenn die Pflegenden auch die anderen Bewohner noch kennen, deshalb soll diese sowieso auch mal in den anderen Gruppen arbeiten.«*

7 Zusammenfassung

Dieses Kapitel sollte einen Überblick über die einzelnen Pflegeheime und ihr Pflegekonzept geben. Des Weiteren sollte die Implementierung auf den verschiedenen Wohnbereichen dargestellt werden. Außerdem sollte aufgezeigt werden, welche Schwierigkeiten sich dabei ergeben können.

Resümierend kann festgestellt werden, dass die Implementierung ein schrittweises Vorangehen verlangt. Nicht in jedem Alten- oder Pflegeheim oder einzelnen Wohnbereichen kann Primary Nursing implementiert werden.

Es ist wichtig, dass die Pflegenden bereit sind, die ganze Verantwortung für den einzelnen Bewohner zu übernehmen und dies rechtfertigen zu können. Ebenfalls ist eine gute Teamarbeit innerhalb der einzelnen Wohnbereiche Voraussetzung für Primary Nursing. Das gegenseitige Vertrauen zwischen den einzelnen Mitarbeitern muss gegeben sein, wenn diese eine ganzheitliche individuelle Pflege des Bewohners durchführen möchten.

Die Zusammenarbeit und Unterstützung der Leitungsebenen ist in gleicher Weise von Bedeutung für die Implementierung.

Teil 4
Auswertung der Daten

Im Folgenden werden die Ergebnisse der Untersuchung präsentiert, die mit Hilfe des SPSS-Computerprogramms ausgewertet wurden. Zur besseren Verständlichkeit werden nachstehend statistische Werte erläutert.

Phi-Koeffizient

Der auf dem Chi-Quadrat[12] basierte Phi-Koeffizient ist ein Korrelationsmaß und darf nur angewendet werden, wenn die beiden untersuchten Variablen aus zwei sich ausschließenden Variablen bestehen, also dichotom sind. Diese Dichotomie kann entweder natürlich gegeben sein (Gruppenverteilung: »Erstbefragung«/ »Zweitbefragung«) oder künstlich anhand eines Kriteriums aufgeteilt werden (z. B. »trifft völlig zu«/»trifft eher zu« und »trifft weniger zu«/»trifft gar nicht zu«). Die Kriterien werden künstlich »vereinfacht«, um die Berechnung und die sich ergebenden Aussagen der Untersuchung anschaulicher zu machen.

Die Berechnung des Phi-Koeffizienten ist nur bei 2*2-Tabellen verwendbar und greift zurück auf die einzelnen Felder der Vierfeldertafel.

Bei der Interpretation eines solchen Wertes ist zu beachten, dass diese Messzahlen im Wertebereich zwischen –1 und +1 definiert sind. Das Vorzeichen macht keine Aussage über die Richtung der Assoziation, sondern hängt ausschließlich ab von der Anordnung der Ausprägungen der beiden Variablen in der Vierfeldertafel. Ein Vertauschen der Zeilen oder Spalten führt zu einem Wechsel des Vorzeichens.

Es gibt hier keine Richtung des Zusammenhangs, es gibt nur einen mehr oder weniger starken Zusammenhang bzw., wenn der Phi-Koeffizient den Wert 0 ergibt, keinen Zusammenhang (statistische Unabhängigkeit). Da der Wert 1 nicht oder nur sehr schwer zu erreichen ist, wurde die Interpretation des Phi-Koeffizienten von der Autorin modifiziert.

Die folgende Tabelle wurde zur Interpretation des Phi-Koeffizienten verwendet:

Wert des Phi-Koeffizienten	Interpretation der Korrelation
0	Keine Korrelation
<0,1	Sehr schwache Korrelation
<0,2	Schwache Korrelation
<0,3	Mittlere Korrelation
<0,4	Starke Korrelation
<0,5	Sehr starke Korrelation
<0,5 bis 1	Perfekte Korrelation

(vgl. *Bühl; Zöfel* 2000, S. 231; *Kähler* 1996, S. 175 f.)

12 Der Chi-Quadrat überprüft die Unabhängigkeit der beiden Variablen der Kreuztabelle und damit indirekt den Zusammenhang der beiden Merkmale.

Cramer's V

Cramer's V ist eine Variante vom Phi-Koeffizienten, der für beliebige Kreuztabellen einen Wert zwischen 0 und 1 ergibt. Wobei 0 keinen Zusammenhang bedeutet und 1 einem vollständigen Zusammenhang entspricht. Die Interpretation der Daten erfolgt wie beim Phi-Koeffizienten. (vgl. *Bühl; Zöfel* 2000, S.231 f. und *Kähler* 1996, S. 176)

Signifikanzniveau p

Das Signifikanzniveau (= p, Approx. Sig.) ist ein Wert, der objektiv unterscheidet, ob ein Zusammenhang (eine Korrelation) zwischen zwei Variablen zufällig zustande gekommen ist oder nicht. Bei welchem Signifikanzniveau die Nullhypothese (= die beiden Stichproben entstammen der gleichen Grundgesamtheit (d. h., der Unterschied ist zufällig zustande gekommen) zu verwerfen und die Alternativhypothese (= die beiden Stichproben entstammen verschiedenen Grundgesamtheiten (d. h., der Unterschied ist nicht zufällig zustande gekommen) anzunehmen, ist zeigt die folgende Aufstellung:

Signifikanzniveau p	Bedeutung
p > 0,05	Nicht signifikant
p < = 0,05	Signifikant
p < = 0,01	Sehr signifikant
p < = 0,001	Höchst signifikant

(vgl. *Bühl; Zöfel* 2000, S. 100 f.; *LoBiondo-Wood; Haber* 1996, S. 459)

»Die Signifikanzüberprüfung drückt nur die Irrtumswahrscheinlichkeit aus, wenn der angetroffene Unterschied auf alle Menschen, d. h. die Grundgesamtheit, aus der die Stichprobe stammt, verallgemeinert wird.«

(*Warschkow* 2004)

1 Auswertung der Fragebögen

Da der Fragebogen mit 32 Items der Erstbefragung und 31 Items der Zweitbefragung sehr komplex ist, können nur einige ausgewählte Ergebnisse dargestellt werden.
Bei der Auswertung der Erstbefragung wurden die Daten der Probanden, die mit »Teil, teils« geantwortet haben, als fehlend angegeben, da die Stichproben so einfacher mit der Zweitbefragung zu vergleichen waren.

1.1 Anzahl und Alter der Probanden

Es wurden insgesamt 37 Mitarbeiter auf vier unterschiedlichen Wohnbereichen in einem Pflegeheim befragt.

Pflegeheim I	Anzahl der Probanden
Wohnbereich A	12
Wohnbereich C	6
Wohnbereich D	9
Wohnbereich E	10
Gesamt	37

Statistics

Alter		
N	Valid	28
	Missing	9
Median		3,00

Tabelle 1: Häufigkeitstabelle mit Median. Erstbefragung gesamt: Alter der Befragten nach Altersklassen

Alter

		Frequency	Percent	Valid Percent	Cumulative Percent
Valid	unter 30 Jahre	2	5,4	7,1	7,1
	30–39 Jahre	7	18,9	25,0	32,1
	40–49 Jahre	12	32,4	42,9	75,0
	ab 50 Jahre	7	18,9	25,0	100,0
	Total	28	75,7	100,0	
Missing	System	9	24,3		
Total		37	100,0		

Der errechnete Medianwert liegt bei 3,00. Am häufigsten tritt die Altersklasse 40 bis 49 Jahre auf mit 12 Fällen. Gefolgt mit 7 Befragten in den Kategorien zwischen 30 bis 39 Jahren und ab 50 Jahren.

1.2 Geschlechterverteilung des Pflegepersonals

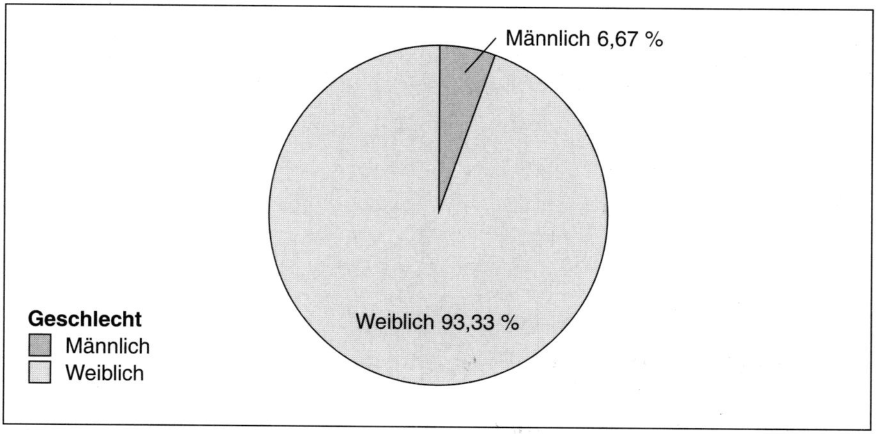

Abb. 1: Kreisdiagramm: Erstbefragung gesamt: Geschlechterverteilung der Befragten.

In dem Pflegeheim arbeiten 93,33 % weibliche Mitarbeiter und 6,67 % männliche Mitarbeiter.

1.3 Anstellung des Pflegepersonals

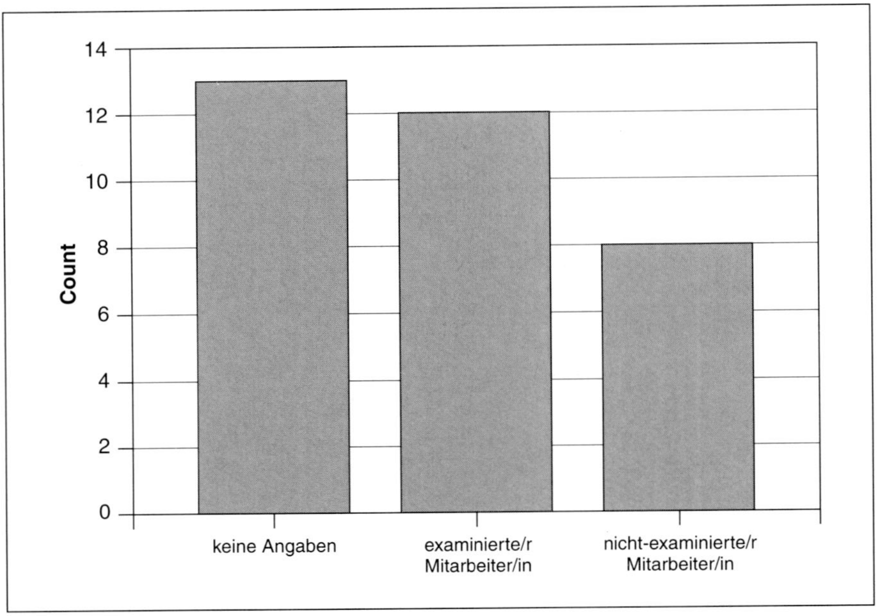

Abb. 2: Erstbefragung gesamt: Welche Anstellung haben Sie im Wohnbereich?

32,4 % der Befragten sind examinierte Mitarbeiter. Nichtexaminierte Mitarbeiter machen einen Anteil von 21,6 % aus. Allerdings haben 35,1 % der Befragten keine Angaben machten.

1.4 Wochendienstplan

Die meisten der Mitarbeiter (40,5 %) arbeiten überwiegend im Tagdienst.

1.5 Berufserfahrung des Pflegepersonals

29,7 % des Pflegepersonals haben zwischen zehn und 20 Jahren Berufserfahrung. 21,6 % haben unter fünf Jahre Berufserfahrung.

1.6 Einfluss der zugeteilten Arbeitsaufgaben

Tabelle 2: Wohnbereich A: Einfluss der zugeteilten Arbeitsaufgaben.

Crosstab

Count

		Gruppenvergleich		
		Erstbefragung	Zweit-befragung	Total
Ich habe genügend Einfluss darauf, welche Arbeitsaufgaben mir zugeteilt werden.	Trifft völlig zu/ Trifft eher zu	5	8	13
	Trifft weniger zu/ Trifft gar nicht zu	4	4	8
Total		9	12	21

Bei dem Item »Einfluss der zugeteilten Arbeitsaufgaben« haben bei der Erstbefragung 8,3 % der Befragten mit »trifft völlig zu« geantwortet, in der Zweitbefragung 16,7 %. Wenn zusätzlich die Kategorie »teils, teils« außer Acht gelassen wird, gibt es eine Steigerung des Einflusses von 25 %.

Tabelle 3: Wohnbereich A: Phi-Koeffizient und Cramer's V. Einfluss der zugeteilten Arbeitsaufgaben.

Symmetric Measures

		Value	Approx. Sig.
Nominal by	Phi	-,113	,604
Nominal	Cramer's V	-,113	,604
N of Valid Cases		21	

a. Not assuming the null hypothesis.
b. Using the asymptotic standard error assuming the null hypothesis.

Der Phi-Koeffizient liegt bei −0,113, das bedeutet eine schwache Korrelation zwischen den Befragungen. Des Weiteren ist Phi nicht signifikant von 0 verschieden (p = 0,604).

Tabelle 4: Wohnbereich C: Einfluss der zugeteilten Arbeitsaufgaben.

Ich habe genügend Einfluss darauf, welche Arbeitsaufgaben mir zugeteilt werden.

Gruppenvergleich Crosstabulation

Count

		Gruppenvergleich		
		Erstbefragung	Zweit-befragung	Total
Ich habe genügend Einfluss darauf, welche Arbeitsaufgaben mir zugeteilt werden.	Trifft völlig zu/ Trifft eher zu	3	4	7
	Trifft weniger zu/ Trifft gar nicht zu	3	2	5
Total		6	6	12

Von Wohnbereich C haben bei der Erstbefragung jeweils 50 % der Befragten in beiden Merkmalsausprägungen geantwortet. Bei der Zweitbefragung wurde bei »trifft völlig zu«/»trifft eher zu« mit 66,7 % und bei »trifft weniger zu«/»trifft gar nicht zu« mit 33,3 % geantwortet.

Tabelle 5: Wohnbereich C: Kreuztabelle mit Phi-Koeffizient und Cramer's V. Einfluss der zugeteilten Arbeitsaufgaben.

Symmetric Measures

		Value	Approx. Sig.
Nominal by Nominal	Phi	-,169	,558
	Cramer's V	-,169	,558
N of Valid Cases		12	

a. Not assuming the null hypothesis.
b. Using the asymptotic standard error assuming the null hypothesis.

Der Phi-Koeffizient sagt eine schwache Korrelation an, mit einem Wert von –0,169. Es besteht kein signifikanter Zusammenhang zwischen dem Gruppenvergleich und den Merkmalsausprägungen (p = 0,558).

1.7 Kenntnisse und Fertigkeiten

Tabelle 6: Wohnbereich A: Ich kann Kenntnisse und Fertigkeiten in ausreichendem Maße anwenden.

Crosstab

Count

		Gruppenvergleich		
		Erstbefragung	Zweit-befragung	Total
Ich kann Kenntnisse und Fertigkeiten in ausreichendem Maße anwenden.	Trifft völlig zu/ Trifft eher zu	8	11	19
	Trifft weniger zu/ Trifft gar nicht zu	3	1	4
Total		11	12	23

Auf Wohnbereich A gaben in der Erstbefragung 66,7 % der Befragten an, dass sie ihre Kenntnisse und Fertigkeiten in ausreichendem Maße anwenden können. In der Zweitbefragung gaben dies 91,7 % der Befragten an.

Tabelle 7: Wohnbereich A: Phi-Koeffizient und Cramer's V. Ich kann Kenntnisse und Fertigkeiten in ausreichendem Maße anwenden.

Symmetric Measures

		Value	Approx. Sig.
Nominal by	Phi	-,250	,231
Nominal	Cramer's V	-,250	,231
N of Valid Cases		23	

a. Not assuming the null hypothesis.
b. Using the asymptotic standard error assuming the null hypothesis.

Der Phi-Koeffizient sagt aus, dass es eine mittlere Korrelation zwischen Erst- und Zweitbefragung gibt.

1.8 Berufliche Weiterentwicklung

Tabelle 8: Wohnbereich A: Bei meiner Tätigkeit kann ich immer wieder Neues lernen und mich beruflich weiterentwickeln.

Gruppenvergleich Crosstabulation

Count

		Gruppenvergleich		
		Erstbefragung	Zweit-befragung	Total
Bei meiner Tätigkeit kann ich immer wieder Neues lernen und mich beruflich weiterentwickeln.	Trifft völlig zu/ Trifft eher zu	7	10	17
	Trifft weniger zu/ Trifft gar nicht zu	2	2	4
Total		9	12	21

In der Erstbefragung antworteten 33,3 % der Befragten mit der Merkmalsausprägung »trifft eher zu«. Dies gaben in der Zweitbefragung 58,3 % der Befragten an.

Tabelle 9: Wohnbereich A: Phi-Koeffizient und Cramer's V. Bei meiner Tätigkeit kann ich immer wieder Neues lernen und mich beruflich weiterentwickeln.

Symmetric Measures

		Value	Approx. Sig.
Nominal by	Phi	-,070	,748
Nominal	Cramer's V	-,070	,748
N of Valid Cases		21	

a. Not assuming the null hypothesis.
b. Using the asymptotic standard error assuming the null hypothesis.

Der Phi-Koeffizient ergibt eine sehr schwache Korrelation (Phi = –0,070) und keine Signifikanz (p = 0,748) der beiden Variablen.

1.9 Allgemeine Informationsweitergabe

Tabelle 10: Wohnbereich A: Bei meiner Tätigkeit kann ich immer wieder Neues lernen und mich beruflich weiterentwickeln.

Gruppenvergleich Crosstabulation

Count

		Gruppenvergleich		
		Erstbefragung	Zweit-befragung	Total
Wie häufig kommt es bei Ihrer Arbeit vor, dass Ihnen ausreichende Informationen fehlen, um Ihre Arbeit gut zu machen?	Trifft völlig zu/ Trifft eher zu	1	0	1
	Trifft weniger zu/ Trifft gar nicht zu	7	12	19
Total		8	12	20

Bei der Frage »Wie häufig kommt es bei Ihrer Arbeit vor, dass Ihnen ausreichende Informationen fehlen, um ihre Arbeit gut zu machen?« gaben in der Zweitbefragung in der Merkmalsausprägung »trifft weniger zu« 91,7 % der Befragten von Wohnbereich A an. Das ergibt eine Steigerung von 50 % gegenüber der Erstbefragung.

Tabelle 11: Wohnbereich A: Phi-Koeffizient und Cramer's V. Ich kann Kenntnisse und Fertigkeiten in ausreichendem Maße anwenden.

Symmetric Measures

		Value	Approx. Sig.
Nominal by	Phi	-,281	,209
Nominal	Cramer's V	-,281	,209
N of Valid Cases		20	

a. Not assuming the null hypothesis.
b. Using the asymptotic standard error assuming the null hypothesis.

Der Phi-Koeffizient mit dem Wert 0,281 zeigt eine mittlere Korrelation zwischen der Erst- und Zweitbefragung an.

Tabelle 12: Wohnbereich C: Wie häufig kommt es bei Ihrer Arbeit vor, dass Ihnen ausreichende Informationen fehlen, um Ihre Arbeit gut zu machen?

Gruppenvergleich Crosstabulation

Count

		Gruppenvergleich		
		Erstbefragung	Zweitbefragung	Total
Wie häufig kommt es bei Ihrer Arbeit vor, dass Ihnen ausreichende Informationen fehlen, um Ihre Arbeit gut zu machen?	Trifft völlig zu/ Trifft eher zu	1	0	1
	Trifft weniger zu/ Trifft gar nicht zu	5	6	11
Total		6	6	12

In Wohnbereich C wurden in der Erstbefragung die Merkmalsausprägungen »trifft gar nicht zu«/trifft weniger zu« von 83,3 % der Befragten angegeben. In der Zweitbefragung wurden in diesen Merkmalsausprägungen 100 % angegeben.

Tabelle 13: Wohnbereich C: Phi-Koeffizient und Cramer's V. Ich kann Kenntnisse und Fertigkeiten in ausreichendem Maße anwenden.

Symmetric Measures

		Value	Approx. Sig.
Nominal by	Phi	-,302	,296
Nominal	Cramer's V	-,302	,296
N of Valid Cases		12	

a. Not assuming the null hypothesis.
b. Using the asymptotic standard error assuming the null hypothesis.

Der Phi-Koeffizient 0,302 zeigt eine starke Korrelation zwischen den beiden Variablen an. Eine Signifikanz dagegen (p = 0,296) gibt es nicht.

1.10 Unklare Zuständigkeiten

Tabelle 14: Wohnbereich E: Wie häufig kommt es bei Ihrer Arbeit vor, dass Ihre Arbeit durch unklare Zuständigkeit erschwert wird?

Gruppenvergleich Crosstabulation

			Gruppenvergleich		
			Erst-befragung	Zweit-befragung	Total
Wie häufig kommt es bei Ihrer Arbeit vor, dass Ihre Arbeit durch unklare Zuständigkeit erschwert wird?	Trifft völlig zu/ Trifft eher zu	Count	0	1	1
		Expected Count	,2	,8	1,0
	Trifft weniger zu/ Trifft gar nicht zu	Count	2	6	8
		Expected Count	1,8	6,2	8,0
Total		Count	2	7	9
		Expected Count	2,0	7,0	9,0

In der ersten Befragung gaben zwei Probanden an, dass ihre Arbeit weniger durch unklare Zuständigkeit erschwert wird. In der Zweitbefragung gaben dies ebenfalls zwei der Probanden an und vier der Probanden gaben an, dass die Arbeit gar nicht durch unklare Zuständigkeit erschwert wird.

Tabelle 15: Wohnbereich E: Phi-Koeffizient und Cramer's V. Wie häufig kommt es bei Ihrer Arbeit vor, dass Ihre Arbeit durch unklare Zuständigkeit erschwert wird?

Symmetric Measures

		Value	Approx. Sig.
Nominal by	Phi	-,189	,571
Nominal	Cramer's V	-,189	,571
N of Valid Cases		9	

a. Not assuming the null hypothesis.
b. Using the asymptotic standard error assuming the null hypothesis.

Mit dem Wert –0,189 zeigt der Phi-Koeffizient eine schwache Korrelation an. Dieses Ergebnis kommt zustande durch die erwartete Häufigkeit (Expected Count), welche in der Zweitbefragung nahezu mit der absoluten Häufigkeit (Count) übereinstimmt.

1.11 Sinnvolle Arbeit

Tabelle 16: Wohnbereich A: Ich habe das Gefühl, mit meiner Arbeit etwas Sinnvolles zu tun.

Gruppenvergleich Crosstabulation

			Gruppenvergleich		
			Erst-befragung	Zweit-befragung	Total
Ich habe das Gefühl mit meiner Arbeit etwas Sinnvolles zu tun.	Trifft völlig zu	Count	4	8	12
		Expected Count	5,7	6,3	12,0
	Trifft eher zu	Count	7	3	10
		Expected Count	4,8	5,2	10,0
	Trifft weniger zu	Count	0	1	1
		Expected Count	,5	,5	1,0
Total		Count	11	12	23
		Expected Count	11,0	12,0	23,0

In der Zweitbefragung haben 66,7 % der Befragten das Gefühl, mit ihrer Arbeit etwas Sinnvolles zu tun. Das sind ca. 33 % mehr als vor der Implementierung von Primary Nursing.

Tabelle 17: Wohnbereich A: Phi-Koeffizient und Cramer's V. Ich habe das Gefühl, mit meiner Arbeit etwas Sinnvolles zu tun.

Symmetric Measures

		Value	Approx. Sig.
Nominal by	Phi	-,412	,142
Nominal	Cramer's V	-,412	,142
N of Valid Cases		23	

a. Not assuming the null hypothesis.
b. Using the asymptotic standard error assuming the null hypothesis.

Anhand der zu erwartenden Häufigkeit (Expected Count) kann deutlich gesehen werden, dass eine sehr starke Korrelation vorhanden ist (Phi = 0,412).

Tabelle 18: Wohnbereich D: Ich habe das Gefühl, mit meiner Arbeit etwas Sinnvolles zu tun.

Gruppenvergleich Crosstabulation

Count

		Gruppenvergleich		
		Erstbefragung	Zweit-befragung	Total
Ich habe das Gefühl, mit meiner Arbeit etwas Sinnvolles zu tun.	Trifft völlig zu/ Trifft eher zu	7	5	12
	Trifft weniger zu/ Trifft gar nicht zu	0	2	2
Total		7	7	14

In Wohnbereich D haben die Befragten drei Monate nach der Implementierung von Primary Nursing weniger das Gefühl, mit ihrer Arbeit etwas Sinnvolles zu tun.

Tabelle 19: Wohnbereich D: Phi-Koeffizient und Cramer's V. Ich habe das Gefühl, mit meiner Arbeit etwas Sinnvolles zu tun.

Symmetric Measures

		Value	Approx. Sig.
Nominal by Nominal	Phi	-,408	,127
	Cramer's V	-,408	,127
N of Valid Cases		14	

a. Not assuming the null hypothesis.
b. Using the asymptotic standard error assuming the null hypothesis.

Der Phi-Koeffizient liegt bei 0,408, das bedeutet eine sehr starke Korrelation zwischen den Befragungen. Des Weiteren ist Phi nicht signifikant von 0 verschieden ($p = 0,127$).

2 Auswertung der Cohen-Mansfield-Skala

Im Folgenden wurden nur die Skalen mit in die Wertung einbezogen, die der Bewohner bei beiden Stichproben im Wohnbereich gewohnt hat. Dies trifft für 29 der Stichproben zu. Ebenfalls werden bei der Cohen-Mansfield-Skala nur Auszüge der 25 Items nachstehend erörtert.

2.1 Gefährdung durch Weglaufen

Tabelle 20: Gefährdung durch Weglaufen.

Gruppenverteilung Crosstabulation

Count

		Gruppenverteilung		
		Erstbefragung	Zweitbefragung	Total
Gefährdung durch das Weglaufen	nie	13	14	27
	weniger als 1 x wöchentlich bis mehrmals wöchentlich	1	6	7
	1 x oder 2 x täglich bis mehrmals in der Stunde	14	8	22
Total		28	28	56

In der Erstbefragung gab es 37,9 % der Bewohner die »1x oder 2x täglich« bis »mehrmals in der Stunde« durch Weglaufen gefährdet waren. In der Zweitbefragung waren dies 27,5 % der Bewohner.

Tabelle 21: Phi-Koeffizient und Cramer's V. Gefährdung durch Weglaufen.

Symmetric Measures

		Value	Approx. Sig.
Nominal by	Phi	-,306	,073
Nominal	Cramer's V	-,306	,073
N of Valid Cases		56	

a. Not assuming the null hypothesis.
b. Using the asymptotic standard error assuming the null hypothesis.

Der Wert Cramer's V liegt bei 0,306 und bedeutet somit eine starke Korrelation der Variablen. Es besteht ein nahezu signifikanter Zusammenhang zwischen dem Gruppenvergleich und den Merkmalsausprägungen (p = 0,073).

2.2 Nahrungsverweigerung

Tabelle 22: Nahrungsverweigerung.

Gruppenverteilung Crosstabulation

Count

		Gruppenverteilung		
		Erst-befragung	Zweit-befragung	Total
Gefährdung durch das Weglaufen	nie	15	17	32
	weniger als 1 x wöchentlich bis mehrmals wöchentlich	9	9	18
	1 x oder 2 x täglich bis mehrmals in der Stunde	5	3	8
Total		29	29	58

In der Zweitbefragung gab es drei Bewohner die »1x oder 2x täglich« bis »mehrmals in der Stunde« Nahrung verweigerten. In der Erstbefragung waren es in diesen Merkmalsausprägungen fünf Bewohner. Ebenfalls stieg die Zahl der Bewohner, für die »nie« zutrifft, auf 17.

Tabelle 23: Phi-Koeffizient und Cramer's V. Nahrungsverweigerung.

Symmetric Measures

		Value	Approx. Sig.
Nominal by	Phi	-,104	,732
Nominal	Cramer's V	-,104	,732
N of Valid Cases		58	

a. Not assuming the null hypothesis.
b. Using the asymptotic standard error assuming the null hypothesis.

Der Cramer's V liegt bei 0,104, das bedeutet, es liegt eine schwache Korrelation vor. Der Wert 0,732 sagt aus, dass es keinen signifikanten Zusammenhang zwischen den beiden Variablen gibt.

2.3 Abweichende Vokalisation der Bewohner

Tabelle 24: Abweichende Vokalisationen (Fluchen, verbale Aggressivität, wiederholte Fragen oder Klagen, ungewöhnliche Geräuschproduktion wie Stöhnen oder eigenartiges Lachen usw.).

Gruppenverteilung Crosstabulation

Count

		Gruppenverteilung		
		Erst-befragung	Zweit-befragung	Total
Abweichende Vokalisation (Fluchen, verbale Aggressivität, wiederholte Fragen oder Klagen, ungewöhnliche Geräuschproduktion wie Stöhnen oder eigen-artiges Lachen usw.)	nie	12	16	28
	weniger als 1 x wöchentlich bis mehrmals wöchentlich	5	5	10
	1 x oder 2 x täglich bis mehrmals in der Stunde	11	7	18
Total		28	28	56

In der Kategorie »Abweichende Vokalisationen« gaben die Mitarbeiter in der Erstbefragung an, dass diese Kategorie auf 55,2 % der Bewohner zutrifft. In der Zweitbefragung waren dies 13,8 % weniger als vor der Implementierung von Primary Nursing.

Tabelle 25: Phi-Koeffizient und Cramer's V. Abweichende Vokalisationen (Fluchen, verbale Aggressivität, wiederholte Fragen oder Klagen, ungewöhnliche Geräuschproduktion wie Stöhnen oder eigenartiges Lachen usw.).

Symmetric Measures

		Value	Approx. Sig.
Nominal by	Phi	-,161	,482
Nominal	Cramer's V	-,161	,482
N of Valid Cases		56	

a. Not assuming the null hypothesis.
b. Using the asymptotic standard error assuming the null hypothesis.

Der Cramer's V liegt bei 0,161, das bedeutet eine schwache Korrelation zwischen den Befragungen. Des Weiteren ist Cramer's V nicht signifikant von 0 verschieden (p = 0,482).

Teil 5
Diskussion der Ergebnisse

Anhand des Signifikanzniveaus der Auswertungen kann gesehen werden, dass es bei allen Items der Mitarbeiter- und Bewohnerzufriedenheit keinen statistisch signifikanten Zusammenhang der Variablen gibt. Dies ist zurückzuführen auf die geringen Stichproben der Befragungen. Daher werden bei der Ergebnisauswertung die Häufigkeitstabellen hinzugezogen. Die Autorin akzeptiert den Fehler vom Typ II (vgl. *LoBiondo-Wood; Haber* 1996, S. 458), was bedeutet, dass die Null-Hypothese angenommen wird, obwohl diese in Wirklichkeit falsch ist. Folglich basieren die dargestellten Ergebnisse auf Indizien und nicht auf statistischen Werten. Aufgrund dessen werden die Ergebnisse nicht auf alle Alten- und Pflegeheime verallgemeinert, sondern ausschließlich auf die Wohnbereiche angewendet, auf denen Primary Nursing implementiert wurde.

1 Mitarbeiterzufriedenheit

Nach Auswertung der Häufigkeitstabellen von Wohnbereich A kann erkannt werden, dass sich die Mitarbeiterzufriedenheit in diesem Pflegeheim sieben Monate nach der Implementierung von Primary Nursing verbessert hat.

Dies betrifft, wie im vorangegangenen Kapitel vorgestellt:
- Einfluss der zugeteilten Arbeitsaufgaben,
- ausreichende Anwendung von Kenntnissen und Fertigkeiten,
- allgemeine Informationsweitergabe,
- Erschwernis durch unklare Zuständigkeit und
- das Gefühl zu haben, mit der Arbeit etwas Sinnvolles zu tun.

Werden die Ergebnisse mit den Wohnbereichen C, D und E verglichen, kann erkannt werden, dass sich die Mitarbeiterzufriedenheit nach ca. zehn Wochen (Wohnbereich E) durch die Implementierung von Primary Nursing zunächst verschlechtert hat. Durch die Umstellung auf ein neues Pflegeorganisationssystem entsteht Stress. Dies erklärt die Zunahme der Unzufriedenheit.

Nach ca. vier Monaten (Wohnbereich C und D) lässt sich anhand der Fragebogenauswertung beobachten, dass sich die Mitarbeiterzufriedenheit nicht verändert oder in einigen Kriterien verbessert hat; wie z. B. die Verbesserung der allgemeinen Informationsweitergabe und der Einfluss der zugeteilten Arbeitsaufgaben.

Ebenfalls lassen sich folgende Vorteile, die durch *Sue Chilton* (vgl. *Ersser; Tutton* 2000, S. 118) zusammengefasst wurden, bestätigen: (1) die bessere Pflegeperson-Bewohner-Beziehung, was 18,9 % der gesamten Mitarbeiter nach der Implementierung von Primary Nursing bestätigen; (2) die individuellere Pflege der Bewohner, was durch 13,5 % der Pflegenden bestätigt wird. 13,5 % der Mitarbeiter stimmen mit der Aussage überein, dass (3) die Verantwortung durch Primary Nursing klarer eingeteilt ist.

Außerdem lassen sich folgende Nachteile durch die Implementierung von Primary Nursing bestätigen: 27,0 % der Mitarbeiter gaben an, dass sie zu wenig Wissen über andere Bewohner hätten und dass dadurch eine gewisse Unsicherheit bei der Pflege anderer Bewohner entstünde. 13,5 % der Pflegenden gaben an, dass bei Personalmangel die individualisierte Pflege leidet, da Pflegende anderen Gruppen zugeteilt werden.

2 Bewohnerzufriedenheit

Insgesamt wurde die Cohen-Mansfield-Skala bei 29 demenzkranken Bewohnern von Wohnbereich A angewendet. Anhand der Auswertung lassen sich in fünf der Kategorien Verbesserungen erkennen:

- Gefährdung durch das Weglaufen,
- Nahrungsverweigerung,
- abweichende Vokalisation der Bewohner,
- Anfassen anderer (mit schmutziger Hand) und
- sexuelle körperliche Annäherungsversuche.

In 16 der Kategorien lassen sich Verschlechterungen im Verhalten der Bewohner erfassen.

Die dargestellten Ergebnisse können entstanden sein durch die verbesserte Bewohner-Pflegekraft-Beziehung. Durch die Implementierung von Primary Nursing sind höchstens drei Pflegekräfte für die Bewohner zuständig, dadurch erhöhen sich die Beobachtungszeit und die genaueren Angaben zu dem Bewohner.

Ebenfalls kann der Grund für dieses Ergebnis gegebenenfalls mit einer Verschlechterung der Demenz der einzelnen Bewohner in Zusammenhang gebracht werden.

3 Zusammenfassung

Aufgrund der Ergebnisse kann abschließend gesagt werden, dass sich durch die Implementierung von Primary Nursing die Arbeitsbelastung der Mitarbeiter und die Belastungen der Bewohner im Pflegeheim verringert haben.

Die Schwierigkeiten, z. B. im persönlichen Kontakt mit den Bewohnern, können dahingehend verbessert werden, dass Bewohner und Pflegende mit Primary Nursing eine bessere Beziehung zueinander aufbauen können. Pflegende können die Schwächen und Stärken des Bewohners genauer unterscheiden. Veränderungen am Bewohner können früher erkannt werden, da die zuständigen Pflegenden jeden Tag in enger Beziehung mit dem Bewohner stehen. Die Veränderungen können positiv sein, z. B. lernt ein Bewohner wieder, eigenständig sein Brot zu schmieren, oder auch negativ, z. B. die Verschlechterung eines Dekubitus.

Auf die Wünsche des einzelnen Bewohners kann besser eingegangen werden und dadurch kann der Druck auf die Pflegenden, die Erwartungen an die Versorgung der Bewohner evtl. nicht einlösen zu können, verringert werden.

Für die Bewohner steht mehr Zeit zur Verfügung, da die Pflegetätigkeiten nicht jeden Morgen neu geplant und/oder erfragt werden müssen, denn durch Primary Nursing wissen die Pflegenden, welche Wünsche, Bedürfnisse oder Rituale der Bewohner hat.

Des Weiteren erleben Heimbewohner den häufigen Wechsel von Mitarbeitern als eine große Belastung. Diese Belastung reduziert sich bei Primary Nursing, da höchstens drei Mitarbeiter für einen Bewohner zuständig sind.

Die Bewohner haben nicht das Gefühl »einer unter vielen« zu sein, sondern sie erfahren, im Gegensatz zu anderen Pflegeorganisationssystemen, eine individuellere Betreuung von den Pflegenden.

Teil 6
Synthese und Empfehlungen

1 Kritische Betrachtung der verwendeten Methode

1.1 Fragebogen zur Mitarbeiterzufriedenheit

Der Fragebogen der BGW/IGES 2002 war ein gutes Instrument, um die Arbeitszufriedenheit zu ermitteln. Allerdings hätte von Anfang an die Merkmalsausprägung »teils, teils« ausgenommen werden sollen.

Bei der Zweiterhebung waren dadurch die Ergebnisse der Mitarbeiterbefragung eindeutiger auszuwerten. Im Gegensatz dazu war der Vergleich zur Ersterhebung in der Häufigkeitsauswertung schwieriger, da die Antworten in der Merkmalsausprägung mit berücksichtigt werden mussten. Auch nicht erkannt werden konnte, ob die Mitarbeiter eher in die eine oder andere Richtung der Merkmalsausprägungen tendierten.

1.2 Cohen-Mansfield-Skala zur Verhaltensveränderung

Bei der Bewohnerzufriedenheit kann festgestellt werden, dass die Cohen-Mansfield-Skala für eine nichtexperimentelle Längsschnittstudie ein ungünstiges Instrument darstellt.

Für eine Zweitbewertung der demenzkranken Bewohner ist diese Methode innerhalb von wenigen Wochen sinnvoll. Jedoch bei einem Zeitraum von sieben Monaten gibt es zu viele Faktoren, die sich geändert haben können; wie z. B. die Verschlechterung des Krankheitsbildes.

Des Weiteren wurden die Cohen-Mansfield-Skalen bei der zweiten Stichprobe nicht von denselben Pflegekräften ausgefüllt wie bei der ersten Stichprobe. Dies wurde bedingt durch Fluktuation, Urlaub oder Krankheit und könnte dadurch zu einem anderen Ergebnis geführt haben.

2 Ausblick

Obwohl es einige Übereinstimmungen der Ergebnisse von *Sue Chilton* (vgl. *Ersser; Tutton* 2000, S. 118) gab, können die Ergebnisse dieser Studie, wegen der zu kleinen Stichproben nicht verallgemeinert werden. Außerdem war der Zeitraum zu kurz, um eine Aussage für die Langzeitanwendung zu machen. Daher wäre es wünschenswert, weitere Studien – auch Langzeitstudien – zu diesem Thema durchzuführen. Auch wäre es sinnvoll herauszufinden, wie das Problem gelöst werden könnte, dass die Mitarbeiter über zu wenig Wissen der anderen Bewohner verfügen.

Auch die Bewohnerzufriedenheit konnte nicht genau ermittelt werden, da diese mittels der Cohen-Mansfield-Skala gemessen wurde, und diese Methode im Nachhinein, wie schon erwähnt, von der Autorin nicht für angemessen erachtet wird.

Eine Empfehlung wäre die Bewertung der Bewohner anhand von Dementia Care Mapping (DCM), das ein Beobachtungsinstrument zur Erfassung von Wohlbefinden oder Nicht-Wohlbefinden in einem festgelegten Beobachtungszeitraum bei demenzkranken Menschen darstellt.

Wertvolle Ergebnisse würden ebenfalls erreicht werden, wenn die Bewohnerzufriedenheit mit psychisch gesunden Bewohnern durchgeführt wird.

Eine zusätzliche Fragestellung könnte sein, ob es einen Unterschied der Mitarbeiterzufriedenheit zwischen den examinierten und nichtexaminierten Pflegenden nach Implementierung von Primary Nursing gibt. In dieser Studie konnte dem nicht nachgegangen werden, da 35,1 % der Mitarbeiter keine Angaben über ihre Anstellung im Wohnbereich gemacht haben.

Die deutschlandweite Implementierung von Primary Nursing in Alten- und Pflegeheimen würde erfordern, dass (1) die unterschiedlichen Pflegeorganisationsformen mit ihren Vor- und Nachteilen und (2) die pflegerische Verantwortung in Alten- und Krankenpflegeschulen in den Ausbildungsplan integriert werden müsste. Denn es ist wichtig, schon die Berufsanfänger in diese Themen einzuführen, damit sie die professionelle Pflege voranbringen können.

3 Fazit

Durch Primary Nursing sind anstatt zwölf Personen für 34 Bewohner eine feste Primary Nursing und zwei feste Associate Nurses für elf bzw. zwölf Bewohner zuständig. Die Mitarbeiter fühlen sich verantwortlich für »ihre« Bewohner.

Die Primary Nurse kennt die Vorlieben »ihrer« Bewohner genau und kann dadurch die Erwartungen besser erfüllen. Die Primary Nurse ist Ansprechpartnerin und verfügt über alle wichtigen Informationen, die den Bewohner betreffen.

Ebenso steigt die Qualität der Dokumentation. Die Primary Nurse ist an der direkten Pflege beteiligt und kann aus diesem Grund die Pflege genau einschätzen und eine präzise gut durchdachte Pflegeplanung erstellen. Sie erkennt Veränderungen am Bewohner schneller und kann dies sofort in der Pflegeplanung ändern und den Associate Nurses weitergeben, die die Kontinuität der Pflege aufrechterhalten.

Allerdings kann gesagt werden, dass nicht alle funktionellen Tätigkeiten im Pflegeheim aufgegeben werden können; das Medikamente-Austeilen muss bspw. weiterhin funktionell vollzogen werden, da die Associate Nurses meist nichtexaminierte Pflegende sind und aus rechtlicher Sicht nicht zum Austeilen von Medikamenten befugt sind. Dazu zählen auch das Spritzen und der Verbandswechsel. Diese Tätigkeiten müssen weiterhin von examiniertem Personal durchgeführt werden und bleibt aus diesem Grund meist funktionell.

Des Weiteren war es bei der Implementierung von Primary Nursing schwierig, die Verantwortung auf die einzelnen Pflegenden zu übertragen. Bei den examinierten Mitarbeitern, soweit diese noch nicht mehr als 20 Jahre in der Pflege arbeiteten, gab es keine oder nur wenig Probleme. Doch die nichtexaminierten Mitarbeiter wollten anfangs keine Verantwortung übernehmen. Sie wollten zwar die Pflege am Bewohner durchführen, aber nicht in die Dokumentation eintragen. Dies sollten die Primary Nurses übernehmen. Es dauerte lang, bis ihnen klar gemacht werden konnte, dass sie nicht am Bewohner pflegen können, ohne auch die Verantwortung dafür zu übernehmen.

Bei den älteren Examinierten trat das Problem auf, dass diese sagten, sie könnten keine Pflegeplanung schreiben und würden dies auch nicht mehr lernen wollen. Da es aber nur wenige Examinierte auf den Wohnbereichen gab, mussten alle Mitarbeiter mit Examen als Primary Nurse eingesetzt werden. Also mussten die älteren Mitarbeiter davon überzeugt werden, dass auch die Pflegeplanung Bestandteil einer qualitativ hochwertigen Pflege ist. Es wurden dann Fortbildungen zur Pflegeplanung auf allen Wohnbereichen durchgeführt und Kolleginnen stellten sich zur Verfügung und gaben »Nachhilfe«.

In Wohnbereich B bestand das Problem des mangelnden Vertrauens innerhalb des Teams. Die examinierten Mitarbeiter nannten einige nichtexaminierte Pflegende, denen sie keine Verantwortung übergeben könnten, obwohl sie in der direkten Pflege arbeiten.

Ein weiteres Problem war die Tatsache, dass die Mitarbeiter nicht länger als eine Woche dieselben Bewohner pflegen wollten. Die Mitarbeiter wollten dem Burn-Out-Syndrom entgegenwirken, indem sie bewusst wöchentlich die Mitarbeiter austauschen, um den »schwierigen« Bewohnern zu entgehen.

Nach Meinung der Autorin wollten sie keine emotionale Nähe zulassen, was nach Erfahrung des KDA (*Maciejewski; Sowinski* 2000, S. 270) kontraproduktiv ist. Es ist zwar schwer, mitfühlend und nah zu sein, aber diese professionelle Beziehung ist leichter erlernbar, als das ständige Wahren von emotionaler Kälte und Unpersönlichkeit.

Auf diesem Wohnbereich konnten die Mitarbeiter nicht von den Vorteilen des Primary Nursing überzeugt werden. Ein Qualitätsaspekt konnte erhalten bleiben, der die Einteilung der Pflegeplanung und Dokumentation ausmachte.

Abschließend kann gesagt werden, dass es wichtig ist, dass die Mitarbeiter Primary Nursing wollen. Die Pflegenden müssen jeder für sich bereit sein, für »ihre« Bewohner Verantwortung und auch Rechenschaft zu übernehmen. Ebenso wichtig ist eine gute Zusammenarbeit und Kommunikation innerhalb des Teams, welche zur Implementierung von Primary Nursing Voraussetzung sein sollte.

Literatur

Albrecht, I.: Peplau, Primary Nursing und Pflege in der Psychosomatik, in: Pflegezeitschrift, 8/2002, S. 571–575.

BGW/GES: BGW-Betriebsbarometer, in: http://www.iges.de/content/e1271/e1274/Betriebsbarometer_Altenpfl_ger.pdf, 25.08.2003.

Bühl, A.; Zöfel, P.: SPSS Version 9. Einführung in die moderne Datenanalyse unter Windows, Addison Wesley Verlag, 2000.

Cohen-Mansfiedl, J.: Measurement of Inappropriate Behavior Associated With Dementia, in: Journal of Gerontological Nursing, 2/1999

Ersser, S.; Tutton, E.: Primary Nursing. Grundlagen und Anwendung eines patientenorientierten Pflegesystems. Verlag Hans Huber, Bern, Göttingen, Toronto, Seattle, 2000.

Fischer, T.: Was ist Primary Nursing, in: http://www.primarynursing.de, 25.08. 2003.

Fischer, T.: Der Patient und sein Pfleger, in: Pflege Aktuell, 2/2002, S. 70–73.

Haaken, E.: Impulse zur professionellen Entwicklung der Pflegepraxis durch patientenorientierte Organisationsformen, in: www.pflegenet.com/wissen/facharbeiten/impulse.html, 21.04.2001

Hartmann, M. G.: Aggressionsereignisse in Pflegeheimen. Literaturstudie, in: http://www.sbk-biz.ch/seiten/aktuelles/Aggressionsereignisse%20in%20Pflegeheimen.pdf, 7/2003, S. 15.

Hildebrandt, H. (Hrsg.): Pschyrembel®. Klinisches Wörterbuch., 258. Auflage, Verlag Walter de Gruyter, Berlin, 1998.

Kähler, W.-M.: SPSS für Windows. Eine Einführung in die Datenanalyse für die aktuellen Versionen. Version 7, 3. erweiterte und überarbeitete Auflage, Verlag Vieweg, 1996.

Krohwinkel, M.: Der pflegerische Beitrag zur Gesundheit in Forschung und Praxis, Band 12. Schriftenreihe des Bundesministeriums für Gesundheit. Nomos Verlagsgesellschaft, Baden-Baden; 1992.

Krohwinkel, M.: Fördernde Prozesspflege – Konzepte, Verfahren und Erkenntnisse, in: Osterbrink, J.: Erster internationaler Pflegetheorienkongress in Nürnberg, Verlag Hans Huber, Bern, Göttingen, Toronto, Seattle, 1998.

Kruse, A.; Schmitt, E.: Konfliktsituationen in Alten- und Altenpflegeheimen in: Zimber, A.; Weyerer, S.: Arbeitsbelastung in der Altenpflege, Verlag für Angewandte Psychologie, Göttingen, 1999.

Liebsch, B.: Verantwortung im Übermaß in: Pflege und Philosophie, Verlag Hans Huber, Göttingen, Toronto, Seattle, 2002.

Lobiondo-Wood, G.; Haber, J.: Pflegeforschung. Methoden – kritische Einschätzung – Anwendung, Verlag Ullstein Mosby GmbH & Co KG, Berlin, Wiesbaden, 1996.

Löser, A. P.: Pflegekonzepte nach Monika Krohwinkel. Pflegekonzepte in der stationären Altenpflege erstellen: Schnell, leicht und sicher. Schlütersche Verlagsgesellschaft, Hannover, 2004.

Macek-Bitter, S.: Primary Nursing in Altenheimen. Vortrag auf der Primary Nursing Tagung, Dresden, 06.03.2004.

Maciejewski, B.; Sowinski, C.: Das KDA-Türöffnungskonzept, in: Tackenberg, P.; Abt-Zegelin, A. (Hrsg.): Demenz und Pflege. Eine interdisziplinäre Betrachtung, Mabuse-Verlag, Frankfurt am Main, 2000, S. 268 ff.

Manthey, M.: Primary Nursing. What it is and what it is not. Vortrag auf der Primary Nursing Tagung, in Dresden, 05.03.2004.

Manthey, M.: Primary Nursing. Ein personenbezogenes Pflegesystem, Verlag Hans Huber, Bern, Göttingen, Toronto, Seattle, 2002.

Marnitz, H.: Bezugspflege in der Psychiatrie. Die Umstellung auf eine neue Pflegeorganisation kann eine Bereicherung sein, in: Pflegezeitschrift, 3/1996, S. 192–194.

Mischke, C.: Ziel Primary Nursing – Eine Idee wird umgesetzt. Erfahrungen eines Implementierungsprozesses, in: Pflege Aktuell, 2/2002, S. 74–76.

Richter, D.: Ganzheitliche Pflege. Trauen die Pflegenden Sich zuviel zu? In: Pflege. Die wissenschaftliche Zeitschrift für Pflegeberufe, 11/1998, S. 225–262.

Rossig, W. E.; Prätsch, J.: Wissenschaftliche Arbeiten. Ein Leitfaden für Haus-, Seminar-, Examens- und Diplomarbeiten sowie Präsentationen, 4. erweiterte Auflage, Wolfdruck Verlag, Bremen, 2002.

Schlettig, H.; Heide, U.: Bezugspflege, Heidelberg, 1995.

Schmitz, F.: Einführung der Bezugspflege auf einer psychiatrischen Langzeitstation. Möglichkeiten, Schwierigkeiten, Grenzen, in: Die Schwester, Der Pfleger, 1/1996, S. 73–76.

Streubelt, M.; Neumann, C.: Qualifikation notwendig. Fachweiterbildung zur Primary Nurse in der neurologischen Rehabilitationspflege, in: Pflege Aktuell, 2/2002, S. 77–80.

Tewes, R.: Pflegerische Verantwortung, Verlag Hans Huber, Bern, Göttingen, Toronto, Seattle, 2002.

Thiele, H.: Miteinander in Beziehung treten. Bezugspflege in der neurologischen Rehabilitation, in: Pflegezeitschrift, 10/2002, S. 701–704.

Walser, M.; Settelen-Strub, C.: Projekt Bezugspflege, in: Pflegemanagement, 5/1998, S. 8–17.

Warschkow, R.: Daten-Consult.de. Chi-Quadrat-Test, in: http://www.daten-consult.de/statistikkurs/statistik_32.html, 10.05.2004.

Weidemann, K.-H.: Das Organisationsmodell »primary nursing« – Teil 1: Pflege und Stationsmanagement werden getrennt in: Pflegezeitschrift, 8/1999, S. 575–580.

Weidemann, K.-H.: Das Organisationsmodell »primary nursing« – Teil 2: Primärpflege erfordert auch kooperative Führung in: Pflegezeitschrift, 9/1999, S. 647–650.

Wied, S.; Warmbrunn, A.: Pschyrembel®. Wörterbuch Pflege, Verlag Walter de Gruyter, Berlin, New York, 2003.

Register